HYDROLOGIE MÉDICALE

BAINS DE LUXEUIL

(HAUTE-SAÔNE)

Eaux thermales ferro-manganifères
Eaux salino-thermales

PAR

LE DOCTEUR A. DELAPORTE

Chevalier de l'ordre impérial de la Légion d'honneur, médecin du Corps législatif,
médecin inspecteur adjoint de l'établissement de Luxeuil.

PARIS

VICTOR MASSON ET FILS

PLACE DE L'ÉCOLE-DE-MÉDECINE

—

1862

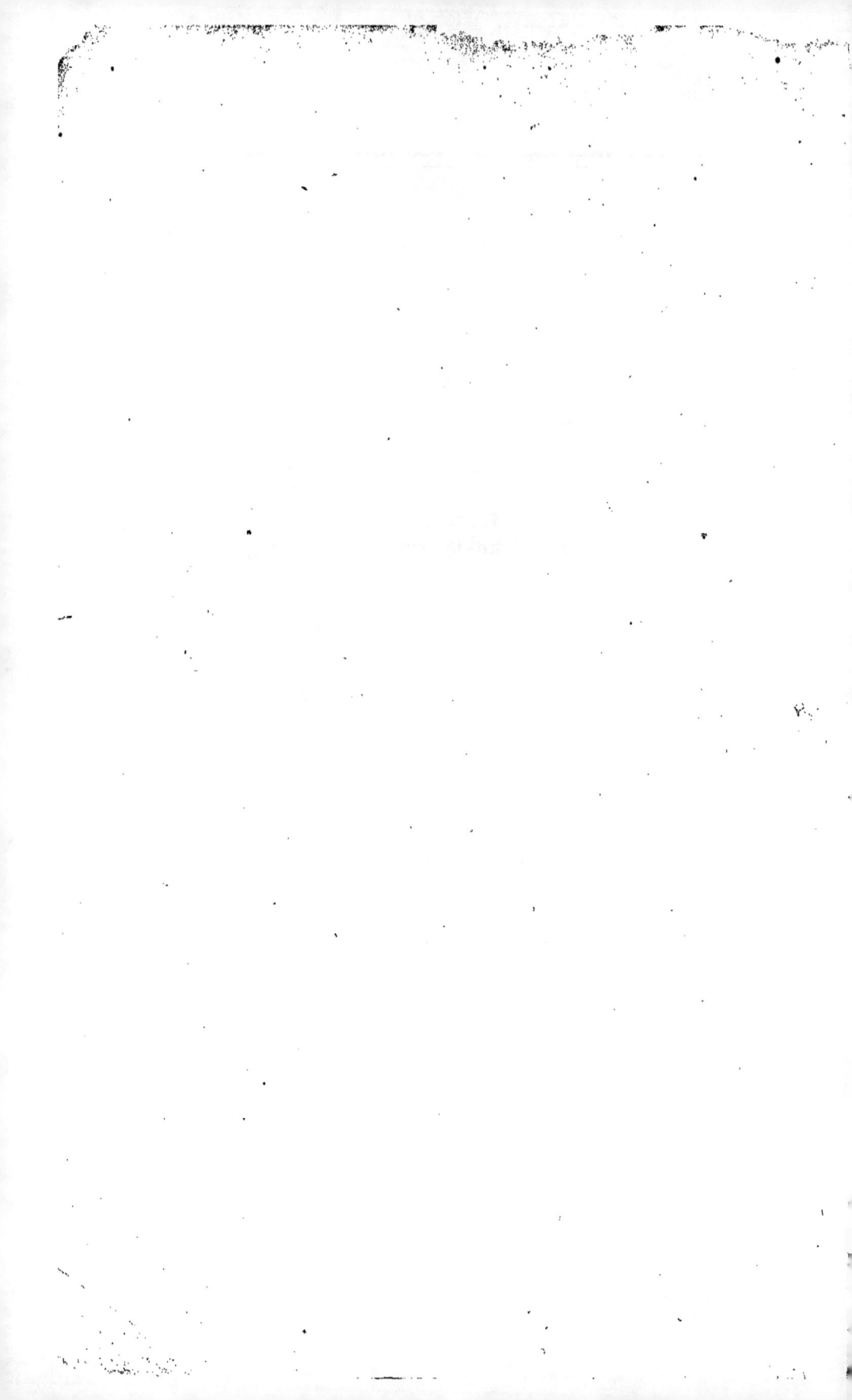

HYDROLOGIE MÉDICALE

BAINS DE LUXEUIL

(Haute-Saône)

PARIS. — IMP. W. REMQUET, GOUPY, ET Cᵉ, RUE GARANCIÈRE, 5.

HYDROLOGIE MÉDICALE

BAINS DE LUXEUIL

(HAUTE - SAÔNE:)

Eaux thermales ferro-manganifères
Eaux salino-thermales

PAR

LE DOCTEUR A. DELAPORTE

Chevalier de l'ordre impérial de la Légion d'honneur, médecin du Corps législatif,
Médecin inspecteur adjoint de l'établissement de Luxeuil.

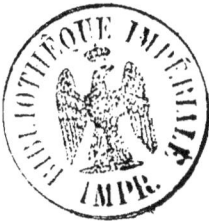

PARIS

VICTOR MASSON ET FILS

PLACE DE L'ÉCOLE-DE-MÉDECINE

—

1862

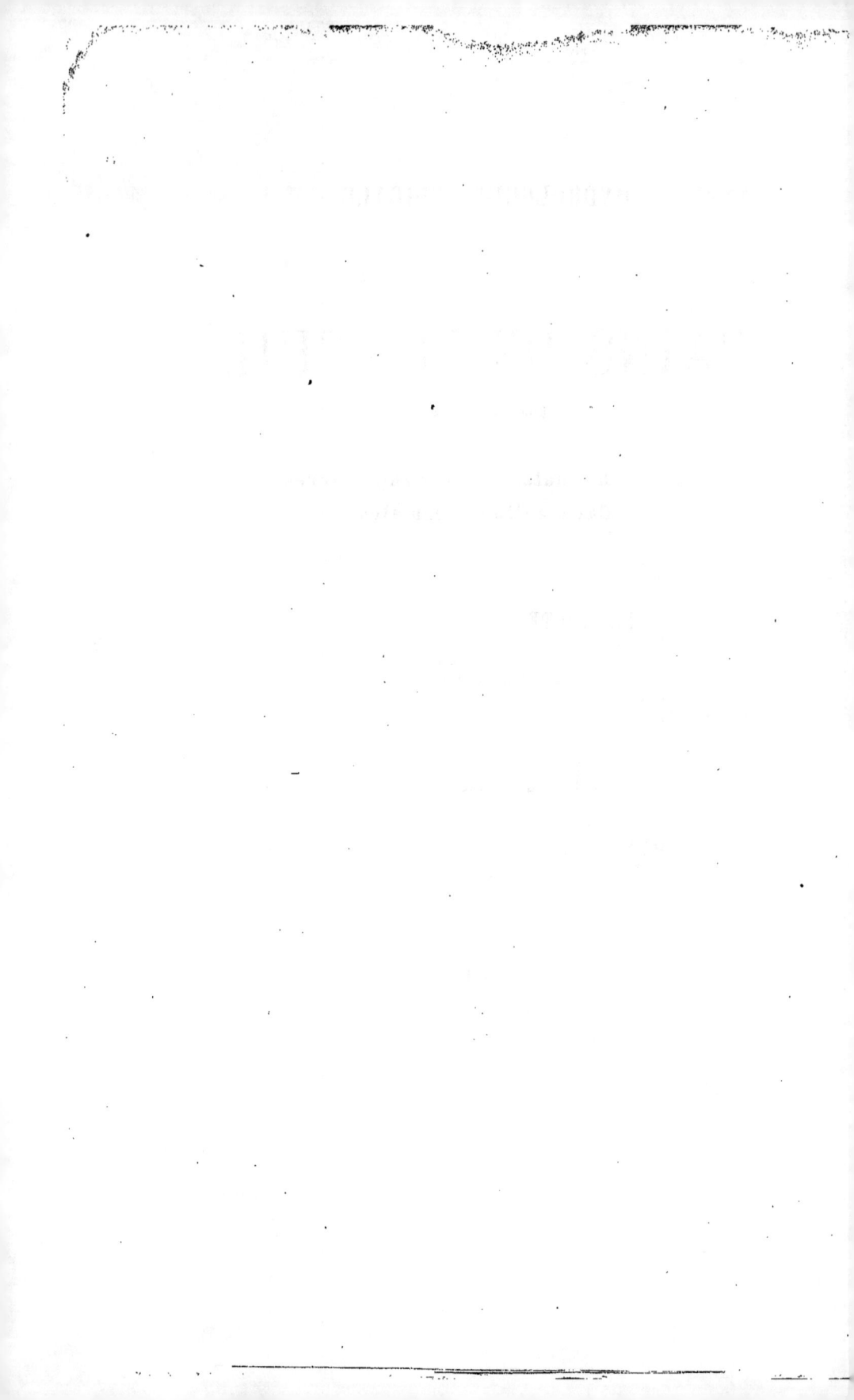

AVANT-PROPOS

Les Études nouvelles de M. Leconte sur les eaux de Luxeuil ont été publiées dans les *Annales de la Société d'hydrologie médicale de Paris*, au mois de février 1862. Ce travail, pour établir l'histoire complète de ces eaux, n'a pas exigé au savant analyste moins de deux voyages à Luxeuil et plus de trois cents déterminations quantitatives de substances, dont la plupart demandaient plusieurs jours. Ces analyses, faites avec autant de savoir que de conscience, ont réformé ou modifié les travaux des chimistes antérieurs qui, malgré leurs grandes connaissances, n'avaient pas à leur disposition des moyens d'investigation aussi avancés. Toutefois, les différences relatées dans ces travaux récents et ceux de Braconnot qui remontent à 1838, ne sont pas ce qu'on pourrait appeler radicales. Elles portent plutôt sur les quantités que sur les qualités. Nous devons à la mémoire du savant chimiste de déclarer qu'il a pu se faire quelques variations dans le rendement des sources.

« Les nombres que j'ai obtenus, dit M. Leconte, diffèrent sensiblement de ceux qui sont consignés dans le travail de Braconnot, ce qui peut tenir à quelques variations dans la quantité d'eau rendue par les sources ; mais cette interprétation est toute hypothétique, puisque Braconnot n'a point jaugé les sources lorsqu'il en a fait l'analyse ; en outre, que Braconnot n'a pris aucun point fixe de dessiccation ou de calcination, ce qui rend encore la comparaison plus difficile. »

M. Leconte, établissant un tableau comparatif du poids des résidus obtenus par l'évaporation d'un litre d'eau de chacune des seize sources, ajoute :

« Il est nécessaire de faire quelques observations sur ce tableau. Braconnot, ainsi qu'on le voit, n'a fait l'analyse que de dix sources, qui toutes sont classées par ordre de résidus décroissant de poids. Bien que mes résultats n'obéissent pas au même ordre, j'ai préféré conserver cette classification ; les différences n'en seront que plus faciles à saisir.

« Tout me prouve que les eaux ferrugineuses du Puits-Romain et de la source du Temple dont j'ai fait l'analyse, ne sont point les mêmes que celles dont il est question dans Fabert, dans l'ouvrage de M. Revilliout, et qui a été analysée par Fabert, Longchamp et par Braconnot. »

Les délicates analyses de M. Leconte, en nous révélant d'une manière plus précise la nature intime des sources de Luxeuil, sans apporter peut-être une grande modification thérapeutique dans l'application de ces eaux, aideront sans doute à nous éclairer sur leur mode d'action et à élargir le champ de leur emploi.

Au point où en est la science, on peut dire qu'il est impossible de produire un travail plus clair, plus précis que celui que vient de publier la commission d'analyse des eaux minérales de la Société d'hydrologie médicale de Paris, par l'organe de son rapporteur, M. Leconte. Ce savant, en outre, a expliqué le premier la formation des eaux ferro-manganifères de Luxeuil en révélant, d'une façon précise, la nature des terrains que traversent ces eaux, ainsi qu'on le verra au chapitre de l'*Origine des sources*.

PRÉLIMINAIRES

I

« Pesant à leur tour sur les esprits des malades, les médecins, mieux éclairés sur les eaux
et leur pouvoir, et sur la valeur respective des
sources, en ont fait plus souvent et plus sérieusement l'objet de leurs prescriptions, et c'est
ainsi qu'un grand agent thérapeutique s'est
trouvé recevoir une double et salutaire impulsion. »

(M. le Dr MÉLIER, 24 novembre 1856, ouverture de la
Société d'hydrologie médicale de Paris.)

L'hydrologie médicale est devenue, à justes titres,
l'objet des études les plus sérieuses et les plus atten-
tives. Les peuples anciens comprenaient l'influence
de l'eau sur l'économie animale : ils en avaient fait
non-seulement un agent hygiénique, mais aussi un
moyen de bien-être et de plaisir. Cette coutume, si
usitée chez les Romains, a fait dire à M. Leconte :

« Les Romains faisaient fréquemment usage de
bains qui, chez eux, tenaient, pour ainsi dire, le premier rang parmi les occupations des désœuvrés dont
Rome était remplie sous les empereurs; le peuple lui-
même, exagérant les préceptes d'une sage hygiène,

passait au bain le temps qu'il ne consacrait pas aux
jeux et au cirque. Les armées que Rome envoyait à
la conquête du monde transportaient dans les contrées les plus lointaines ces mœurs de la patrie, et
partout où la paix a permis aux soldats de Rome un
séjour assez long, on retrouve ou des cirques ou des
thermes, témoins muets de ces mœurs que le temps a
fait disparaître. » (*Ann. d'hydr. méd.*, t. vi, p. 591.)

Ces coutumes disparues avec les peuples qui les
avaient instituées, ont sommeillé pendant de longs
siècles sous les ruines des thermes et des cirques.
Les sciences modernes ne devaient pas les laisser plus
longtemps dans l'oubli et priver les peuples contem-
porains des bienfaits de ces grandes ressources enfouies dans les entrailles de la terre, d'où elles se dégagent, soit à l'état d'eau simple, soit à l'état d'eau
minérale froide ou chaude.

Les sciences modernes, en rétablissant l'emploi
de ces vastes et précieux agents naturels, ont mis en
œuvre tous leurs moyens d'investigation pour en
faire une application rationnelle et pour en dogmati-
ser l'usage. Elles tendent, chaque jour, à substituer
à l'empirisme le raisonnement et l'analyse, qui conduisent à la physiologie balnéo-thérapique. De là, la
science de l'hydrologie médicale, divisée en deux
parties : l'hydrothérapie ou hydropathie, et la balnéo-
thérapie minérale ou thermo-minérale.

L'hydrologie médicale, en se constituant, en se
vulgarisant, révèle les nombreuses applications qu'on

en peut faire. Elle rend d'incontestables services à
l'art de guérir. Elle fournit des moyens spéciaux à
cette multitude infinie de maladies chroniques qui
échappent à l'action de la médication pharmaceutique;
maladies qui ne peuvent être améliorées ou guéries
que sous l'influence de ces modificateurs ténus et pé-
nétrants qui s'infusent, en quelque sorte, dans les mo-
lécules de nos organes, et qu'on ne trouve que dans
les eaux minérales naturelles.

Ce travail sur l'établissement thermal de Luxeuil,
sur ses eaux ferro-manganifères et salines, a été écrit
surtout en vue des médecins, auxquels le temps
manque pour visiter les stations minérales ou même
rechercher dans les annales ou les ouvrages d'hydrologie médicale les propriétés de telles ou telles
sources.

J'ai essayé de décrire, dans un cadre aussi complet
et aussi précis que possible, Luxeuil ancien et moderne; ses sources nombreuses qui forment deux
groupes distincts; son bel établissement qui fait l'admiration des visiteurs et obtient les plus grands éloges
des auteurs qui en ont étudié, sur place, les ressources,
les richesses thermo-minérales et leur valeur. J'ai cru
devoir mentionner ces appréciations désintéressées.
J'ai consulté et cité les écrivains qui ont traité de la
formation des eaux thermo-minérales dans le sein du
globe terrestre. J'ai rapporté les études et les expériences faites sur les effets physiques et physiologiques de l'hydrothérapie simple pour arriver à la

balnéothérapie ferro-manganifère. J'ai signalé les maladies dans lesquelles ces eaux spéciales sont utiles et salutairement mises en œuvre.

Tout en se livrant à l'étude de la physiologie, de la thérapeutique minérale, il faut bien, en attendant que la science nous ait permis de pénétrer plus avant dans ses secrets, sacrifier au nosologisme, qui nous révèle les guérisons sans nous en expliquer le mode.

Poussée par l'esprit d'observation d'hommes sérieux et habiles, la science nous éclairera sur quelques points de cette obscurité, et l'on peut nourrir l'espoir d'importantes découvertes.

Je n'ai consigné dans ce premier travail que quelques observations isolées, me réservant de publier, plus tard, une série de faits recueillis aussi minutieusement qu'on peut le faire à une station thermale.

II

Grâce à la puissante intervention de S. A. la princesse Mathilde, sollicitée par M. le docteur Chapelain, l'établissement de Luxeuil a subi une complète transformation.

Sous l'habile direction de notre ingénieur en chef des établissements thermaux de France, M. J. François, et de notre inspecteur général des établissements sanitaires, M. le docteur Mêlier, les thermes de ce poste sont aujourd'hui les plus élégants et les mieux aménagés qu'on puisse trouver. Ils ne redoutent en rien la comparaison avec les autres établissements de la France et de l'Allemagne.

Si les lois s'opposent à ce que les joueurs puissent aller se livrer à leurs passions et si, par cette sage et prudente défense, elles éloignent de nos thermes leur foule ardente, la vigilance éclairée du gouvernement ne néglige rien pour que nos établissements d'eaux soient des séjours agréables et surtout bienfaisants.

La Société d'hydrologie médicale de Paris, en publiant les résultats de ses études et ses observations, propage les lumières et rend d'incontestables services.

Les entraînements vers les eaux de l'Allemagne se limitent chaque année. Les médecins des grandes villes voisines de la Haute-Saône, reconnaissent l'absurdité de l'engoûment pour les eaux d'outre-Rhin, et les corps médicaux de Lyon et de Paris, édifiés sur l'importance de l'établissement de Luxeuil, y adressent tous les ans de nombreux malades.

« L'établissement des eaux de Luxeuil doit être aujourd'hui bien différent de ce qu'il était dans l'antiquité. L'histoire ne nous ayant rien conservé sur ce sujet, on ne saurait faire que des hypothèses à cet égard, et, par suite, commettre des erreurs grossières.

« Sans remonter aussi loin dans le passé, nous pouvons affirmer qu'avant Louis XV, sous le règne

duquel fut construite une grande partie de l'établissement actuel, les sources avaient été réparties entre
différents ordres religieux, comme l'indiquent encore
les noms de *Bain des Bénédictins, des Capucins*.

« Un plan que je possède montre très-clairement
que chaque communauté avait son établissement isolé
de ceux des autres, et indique un certain nombre de
sources qui n'étaient pas utilisées.

« L'établissement actuel est un des plus beaux établissements thermaux de France ; si quelques-uns
l'emportent sur lui comme étendue, sous le rapport
du confortable, je dirai même du luxe, il surpasse le
plus grand nombre, au moins dans les parties de construction récente. » (Leconte, *Rapport à la Société
d'hydr. méd. de Paris,* p. 597-598, chap. iii.)

CHAPITRE I

Aperçu sommaire sur Luxueil ancien.

———

« Bien que la plupart des eaux minérales utilisées
aujourd'hui en France remontent à une époque
très-reculée, il n'en est aucune qui présente des
traces plus évidentes de son application à la médecine que les eaux thermales de Luxeuil. » (LECONTE.)

Luxeuil, adossé aux premiers contreforts de la
chaîne vosgienne, a, selon toute probabilité, tiré son
origine, son nom et son importance de ses sources
chaudes. Les peuples anciens, *même antérieurs* aux
Romains, avaient en grande estime les eaux thermo-
minérales, croyaient à leurs vertus et mettaient leurs
soins à utiliser ces puissants moyens d'hygiène et
de guérison. Aussi ces peuples avaient-ils pour les
sources thermales une sorte de culte qui fit dire à
Pline : *Augent numerum deorum nominibus variis,
urbesque condunt.*

La fondation de Luxeuil remonte aux temps cel-

tiques et ne peut être précisée. Les historiens attri-
buent la première édification des bains aux druides,
qui étaient les dépositaires sacrés des sciences.

La preuve que l'antiquité des thermes de Luxeuil
remonte à une époque antérieure à l'invasion des Romains dans les Gaules, se trouve dans l'inscription
qui établit que Titus Labiénus reçut l'ordre de réparer les thermes qu'il avait trouvés en ruines.

Les recherches particulières de M. Leconte lui font
vivement regretter « que les archéologues, frappés
d'une véritable *romanomanie*, continuent à attribuer
au peuple romain tout ce qui a pu exister de *bien* et de
grand dans la Gaule ancienne. Tout semble prouver
cependant qu'au moment de l'invasion des Romains,
la Gaule était constituée politiquement d'une façon
remarquable. Chacune de ses petites républiques
possédait au moins une cité capable de résister aux
maîtres du monde, et dans laquelle ils n'entraient souvent qu'à l'aide de la trahison ou d'une guerre civile
habilement suscitée. »

Lug-Seu qui, en langage celtique, veut dire : *eau
chaude*, ou *Louc-houl, eau du soleil*, sont les premiers
noms qui lui furent donnés. Ces noms mettent hors de
doute son origine, et expliquent le soleil qui formait
les armes de la ville et qu'on trouve sculpté sur les
anciens monuments.

L'inscription suivante, trouvée le 25 juillet 1755
dans des fouilles, fournit une preuve authentique de

l'existence des bains de Luxeuil avant l'invasion des Romains dans les Gaules :

LIXOVII THERM
REPAR LABIENUS
IUSS. C. IUL. CÆS
IMP.

Ce que l'on doit lire de la manière suivante :

Lixovii thermas reparavit Labienus, jussu Caii Julii Cæsaris Imperatoris.

« Les thermes existaient donc avant l'invasion des Romains, et leur étendue, leur construction, les ruines gigantesques que l'on découvre toutes les fois que l'on fait des fouilles, tout prouve que les Gaulois étaient infiniment plus civilisés et plus avancés dans l'art des constructions qu'on ne l'admet généralement de nos jours. » (LECONTE.)

A l'époque de Labiénus, *Lug-seu,* ou *Louc-houl,* avait été latinisé en Lixovium, de Lixo (eau chaude); plus tard, il fut appelé Luxovium; puis dans certaines chartes : *Lixel, Lisseul, Lixeu ;* aujourd'hui *Luxeu* ou mieux Luxeuil. Ces différentes dénominations indiquent de nombreux changements de mœurs, de langues, de dominations.

Cinquante-huit ans avant l'ère chrétienne, César, après avoir vaincu Arioviste, envoya son lieutenant Titus Labiénus, avec une partie de ses troupes, dans la *Séquanie supérieure*. C'est alors que ce dernier reçut l'ordre de faire réparer les thermes qu'il avait trouvés en ruines dans un endroit nommé Lixovium.

D'autres inscriptions, provenant des fouilles faites aux bains et dans les environs, prouvent l'existence d'un temple voué à la déesse *Bricia,* en grande vénération dans le pays, et qui n'était autre chose que le *Breuchin,* rivière qui passe à Luxeuil.

Voici le texte de cette inscription :

Divœ auxiliari Briciœ, regnante Cœsare Augusto, consulatu Tiberii et Pisonis, dedicatum templum.

Ce fut, dit-on, cinquante ans après la réédification des thermes par Labiénus, et vers l'époque de la naissance de Jésus-Christ, que ce temple fut élevé.

L'authenticité de cette inscription n'est pas contestée, mais il n'en est pas de même de son objet, comme on le verra au chapitre suivant.

Ces deux inscriptions sont actuellement scellées dans la salle des cuvettes de l'établissement.

Mais ce que les Romains avaient restauré, construit ou fondé avec grandeur et magnificence, ne devait pas échapper aux ravages des hordes barbares venues du nord sous la conduite du farouche Attila. Ce fléau de Dieu, ainsi qu'il s'appelait lui-même, après avoir ravagé toute la Germanie, fondit sur la Séquanie, y apporta la dévastation, le pillage et l'incendie. Il détruisit Luxeuil de fond en comble et ensevelit sous leurs propres ruines les monuments de la civilisation gallo-romaine.

Ces ruines ne furent visitées et fréquentées, pendant plus d'un siècle, que par les bêtes féroces, dont les hurlements seuls troublaient le silence et la solitude. Les hommes échappés aux désastres s'étaient réfugiés dans les forêts voisines.

Vers la dernière moitié du vi^e siècle, un humble prêtre, nommé *Vinocus*, enseignait aux rares habitants de ces contrées sauvages les vérités de la religion chrétienne. Ce fut à cette époque que saint Colomban, jeune prêtre irlandais, après avoir prêché la foi nouvelle dans sa patrie, après avoir fait beaucoup de conversions chez différents peuples, se rendit, en 575, dans les Gaules avec ses compagnons, se dirigeant vers l'Austrasie. Reçu au château d'Annegray par les ordres du roi Sigebert, pendant le séjour qu'il y fit, saint Colomban obtint de Gonthramn, roi de Bourgogne, la permission de fonder une abbaye dans les environs. Il choisit un point situé au pied des Vosges, près d'une source thermale enfouie sous des monceaux de ruines, et appelé *Luxovium*.

« Luxeuil, distant d'Annegray de quatre lieues, dit un moine nommé Jonas qui, dans le viie siècle, a écrit la Vie de saint Colomban, Luxeuil avoit été fortifié autrefois : on y voyoit les ruines d'un vieux château, des restes de bains, des eaux très-chaudes, que les Romains avoient enfermées dans des réservoirs qui, par caducité, étoient renversés. »

L'abbaye fondée par saint Colomban acquit, en peu
d'années, une grande réputation et devint très-puis-
sante. Luxeuil, sorti chrétien des ruines du paganisme, florissant et renommé par les hommes illustres
dont son abbaye était le berceau, après avoir donné
asile aux puissances déchues, fut, pendant douze
siècles, le théâtre de guerres acharnées que se firent
entre eux les rois qui s'étaient partagé les provinces
romaines. Moins de trois siècles après Attila, en 725,
les Sarrasins firent irruption, mirent tout à feu et à
sang. A cette époque, Luxeuil avait reconquis une
splendeur remarquable.

« On rétablit de nouveau les bains et l'abbaye ;
mais, en 780, Luxeuil fut de nouveau ravagé par les
peuples barbares, appelés dans les anciens cartulaires
Commani et *Frocari*. Ils ruinèrent l'abbaye, mirent à
mort tous les religieux, et la belle école qui s'y était
soutenue jusqu'alors fut dispersée. Cependant Charle-
magne ne tarda pas à la faire sortir de ses cendres.

« En 936, les Huns dévastèrent ce malheureux
pays. En 1201, Luxeuil, son monastère et les bains
furent réduits en cendres, et, treize ans après, l'abbaye, qui seule avait été relevée, fut de nouveau in-
cendiée par les peuples germains qui vinrent y faire
invasion.

« En 1212, Luxeuil n'était plus qu'un village, mais
ses bains et son monastère y attiraient tant d'étrangers et surtout tant de faveurs de la part des souve-
rains, qu'il fallut bien peu de temps pour le rétablir

et le repeupler. Aussi, sept ans après ce dernier désastre, Henry, roi des Romains, qualifia Luxeuil du nom de cité et en céda la seigneurie à Othon IV.

« Pendant les guerres féodales des xive, xve et xvie siècles, cette ville eut encore beaucoup à souffrir et tout ce qui en dépendait fut souvent détruit.

« L'abbaye, enrichie par les dons des princes et des rois, jouissoit de tous les droits qui lui avoient été conférés jusqu'en 1535, époque à laquelle François de la Pallu, abbé de Luxeuil, abdiqua son droit de souveraineté en faveur de Charles-Quint, sous réserve que Luxeuil auroit un droit de bailliage à l'instar des bailliages royaux. L'empereur vint lui-même en prendre possession l'année suivante.

« Dès lors une puissance rivale s'éleva à côté de l'abbaye, entra en litige avec elle, s'empara de la police, lui enleva les thermes qui avoient repris de l'importance et finit par la dépouiller entièrement de ses immenses propriétés, ce qui fut consommé à la révolution de 1789. Cette rivale, c'est la ville de Luxeuil dont l'histoire, depuis la fin du vie siècle, ne fut longtemps que celle de l'abbaye. » (CHAPELAIN.)

Ainsi qu'on l'a vu, saint Colomban connaissait l'existence des sources, mais il n'en tira aucun parti. A cette époque, on s'occupait plus de la propagation de la foi que de la santé et de l'hygiène des peuples. Quoique plusieurs fois restaurés, les bains furent peu en usage pendant les douze siècles qui suivirent la chute de la puissance romaine, malgré les immenses

2

services qu'ils eussent pu rendre au moyen âge, qui vit éclore ces innombrables maladies de la peau qui infestèrent l'Europe.

Objet d'améliorations sous Louis XIV et sous Louis XV, les bains de Luxeuil ne furent définitivement reconstruits que vers le milieu du xviiie siècle, aux frais de la ville. C'est alors qu'ils reconquirent une nouvelle réputation. Jusqu'à la révolution de 1789, ils jouirent d'une vogue justement acquise. De hauts personnages, des têtes voisines de la couronne, les fréquentaient assidûment. Délaissé par suite des événements, cet établissement ne servit plus qu'aux habitants de la ville et des environs.

Sous l'empire qui succéda, une station vosgienne, Plombières, fut visitée par des personnes de qualité, qui s'y rendirent annuellement. Les entraînements vers Plombières se maintinrent et s'accrurent, dans ces derniers temps, par suite de la présence de l'empereur Napoléon III et par suite des soins dont cette localité thermale devint l'objet de la part du chef de l'État. Toutefois, en s'y rendant chaque année, en y ordonnant d'immenses travaux, l'Empereur n'oublia pas Luxeuil. De nouveaux agrandissements furent ajoutés à ceux faits par l'État lorsqu'il avait repris ces bains de la commune. Le gouvernement, éclairé sur l'importance des eaux *ferro-manganifères thermales*, avait alloué des sommes considérables pour la création d'un nouvel établissement.

CHAPITRE II

Luxeuil moderne. — Origine et analyse de ses sources. —
Description de l'établissement.

L'ancien Luxeuil balnéaire a disparu complétement
de la surface du sol. Il ne reste plus de ces temps de
la splendeur gallo-romaine que ce que les fouilles ont
fait sortir des entrailles de la terre, ou les travaux
souterrains impérissables, puits ou canaux échappés
aux dévastations de tous genres et aux mépris des
premiers chrétiens pour les œuvres du paganisme.

Luxeuil, à 417 mètres au-dessus du niveau de la
mer, repose sur des terrains formés de silice et d'alumine, qui laissent échapper de nombreuses sources
froides qui fertilisent la campagne. Les bancs de grès,
que recouvrent des couches sablonneuses, rendent le
sol sec en absorbant les eaux pluviales, ce qui fait
que les promenades sont toujours faciles.

« La douceur et la constance du climat, dit M. Rotureau dans son ouvrage sur les principales eaux de
France, permettent de commencer la saison thermale
dès le 15 mai et de la prolonger jusqu'aux premiers

jours d'octobre. Les malades n'ont pas tant à redouter qu'à Bains et Plombières le froid humide; remarque importante pour les rhumatisants qui viennent chercher leur guérison à l'une de ces stations.

« Si les eaux de Luxeuil n'étaient pas si rapprochées de celles de Plombières, elles jouiraient sans doute d'une autre réputation; mais comme celles-ci sont beaucoup plus connues, elles ont effacé jusqu'ici et en quelque sorte absorbé leurs voisines. Toutefois, aujourd'hui que l'État s'en est rendu propriétaire, il est probable que l'important développement qu'il va donner à l'aménagement de ces eaux aura bientôt mis en relief leurs propriétés thérapeutiques qui, à certains égards, ne le cèdent en rien à celles de Plombières, si même elles ne la surpassent pas. La source ferrugineuse est certainement l'une des plus précieuses acquisitions qu'ait faites Luxeuil, et l'une de celles qui intéressent le plus l'avenir de ces sources. » (CONSTANTIN JAMES, p. 154. Paris, 1858.)

Avant de m'occuper de l'origine des sources ferrugineuses, de leur analyse, etc., je crois devoir compléter ce qui concerne ces eaux, et dont il n'est fait aucune mention spéciale dans l'historique sommaire que j'ai tracé de Luxeuil ancien. Les auteurs, dans l'histoire des périodes alternatives de prospérité et de décadence de cette ville, ont toujours mentionné les Bains comme ne formant qu'un seul établissement. Jusque dans ces derniers temps, nos devanciers ont

pu ne croire qu'à l'existence d'un mélange d'eau ferrugineuse avec les eaux salines ou de boues ferrugineuses, et non à celle de deux établissements distincts
dans les thermes gallo-romains. Les fouilles exécutées
par l'État à l'établissement de Luxeuil quand il en devint propriétaire, ont mis hors de doute que ces deux
établissements existèrent. M. Delacroix, dans les
Mémoires de la Société d'émulation du Doubs (1857),
d'après ses recherches, croit avoir démontré qu'il en
était ainsi et que ces deux établissements étaient distingués, en effet, sous les noms de *Lixovium* et *Bricia*,
ce qui changerait l'objet de la dédicace du prétendu
temple voué à la déesse de ce nom ou de la rivière du
Breuchin.

« Par la vaste tranchée encore ouverte du nord au
midi sur le trajet même des sources, dans le parc des
bains, on a mis à découvert un canal dallé en pierres
grossières, dont le fond recouvre un second canal qui
communiquait avec les drainages des eaux ferrugineuses. Ces dispositions démontrent que l'on a voulu
séparer les eaux ferrugineuses des eaux salines. Si
pendant des siècles les sources ferrugineuses sont
restées obstruées et mélangées avec d'autres sources,
aujourd'hui elles reparaissent dans leur abondance et
leur pureté première avec les travaux que les Romains
avaient faits pour les canaliser. Pour éviter l'altération de ces eaux, on avait poussé la précaution jusqu'à ne leur donner que des rigoles de bois, à l'exclusion de tout mortier. La seule exception est celle du

Puits-Romain qui, plus bas, sous un massif de béton
canalisé, recevait un mélange d'eaux salino-thermales
et des eaux ferrugineuses qui échappaient à la grande
canalisation. » (DELACROIX.)

Quoique reliées entre elles par certains degrés de
parenté, qu'on me passe l'expression, dans leurs
principes minéralisateurs salins, les eaux ferro-manganifères se distinguent des eaux salines par leurs
éléments principaux comme par leur origine dans les
couches profondes du globe. Cette opinion semble
avoir été mise hors de doute par les derniers et récents travaux de M. Leconte. J'ai cru devoir former
deux groupes distincts dans ce travail :

Premier groupe. Eaux ferro-manganifères ther-
> males ;

Deuxième groupe. Eaux salino-thermales.

ORIGINE DES SOURCES.

Minéralisation. — Thermalité.

Eaux ferro-manganésiennes thermales carbonatées. —
La température des eaux thermo-minérales est d'autant plus élevée qu'elles proviennent des couches
plus profondes du sein de la terre. La thermalité des
eaux ferro-manganifères est infiniment moindre que
celle des eaux salines, ce qui tient à ce que la formation des premières se fait dans des couches plus
superficielles. Elles sont en effet formées dans les

couches des grès vosgiens sur lesquels Luxeuil et ses environs sont assis et desquels on voit suinter ces eaux. Leur communauté d'émergence peut favoriser et même entraîner leur mélange avec les eaux salino-thermales, mais non déterminer leur formation, ce que l'on verra plus loin. Si, sur certains points, l'eau ferrugineuse plus abondante est coupée de filets d'eau thermale saline, sur d'autres, c'est l'eau thermale qui, en traversant les grès, entraîne plus ou moins d'eau ferrugineuse ; mais ces divers trajets et mélanges pourraient concourir à déterminer la température des eaux ferro-manganifères et non leur formation origi-nelle. Les eaux pluviales, dont une partie coule dans les bancs superficiels, argileux et sédimenteux, ali-mentent des sources d'eau potable et limpide, d'une grande pureté ; mais leur autre partie pénètre plus profondément à travers les cassures de la roche et se minéralise. Cette minéralisation aurait lieu, selon M. Delacroix, surtout au voisinage des courants ther-maux, en admettant toutefois que les émanations souterraines ne sont pas étrangères à ce travail.

Les grès renferment évidemment les éléments à dissoudre. Les fragments de la roche les plus incolo-res et les plus épuisés en apparence, réduits en pou-dre délayée dans l'eau et traités par un courant d'a-cide carbonique, ont donné une dissolution ayant tous les caractères de l'eau ferrugineuse : « Il est inutile, comme le font les anciennes notices, d'aller chercher le manganèse au loin dans les Vosges ou les plaines

de la Haute-Saône. Il suffit, pour s'en convaincre, de
jeter les yeux sur les pierres de taille des maisons du
pays, que l'on voit bariolées de teintes mêlées, ferrugineuses et manganésiennes. » (DELACROIX.)

« Du reste, l'existence du bioxyde de manganèse
dans les montagnes des Vosges ne semble pas aussi
rare qu'on pourrait le penser, car il existe dans les
environs de Faucogney, qui n'est distant de Luxeuil
que de quatre lieues, une mine de bioxyde de manganèse qui a été quelque temps exploitée. »

« Toutes les sources de Luxeuil viennent sourdre
à travers les fissures que présentent les couches supérieures des grès vosgiens, qui à Luxeuil ne sont
recouvertes que par des couches très-peu puissantes
de terre végétale ou de débris complétement dislo-
qués de grès vosgiens; on rencontre quelquefois dans
ce grès des masses peu considérables de sulfate de
baryte, formées par la réunion de granulations opa-
ques qui indiquent nettement que ces formations ont
pris naissance sous l'influence de l'eau.

« Le sol de Luxeuil et celui des environs présentent çà et là des fragments de minerai de fer et de
manganèse, on trouve même des grès qui sont tellement imprégnés de ces deux substances que rien n'est
plus facile de les y déceler.

« Les grès imprégnés d'oxyde de fer sont bruns ou
rougeâtres, et l'acide chlorhydrique enlève facilement
l'oxyde, dont la nature est décelée par le cyanure
jaune de potassium.

« Les grès imprégnés d'oxyde de manganèse sont noirs, ou au moins beaucoup plus foncés que les précédents ; l'acide chlorhydrique leur enlève l'oxyde de manganèse avec un dégagement de chlore, et quelques parcelles de ces grès chauffés dans une capsule d'argent avec de la potasse caustique fondue, donnent une grande quantité de manganate de potasse d'un beau vert.

« Si j'insiste sur ces faits, c'est qu'ils semblent liés tout à la fois à l'origine des eaux salines et à celle des eaux ferrugineuses de Luxeuil. » (LECONTE.)

M. Leconte fait voir par ses analyses que les sources ferrugineuses du Temple, qui sont les sources les plus pures connues aujourd'hui à Luxeuil, renferment une quantité d'oxyde de calcium infiniment supérieure à celles des autres sources. Ce fait, dit-il, démontre qu'on ne saurait attribuer l'origine des sources ferrugineuses à l'intervention directe des sources salines. Les chlorures sont très-abondants dans ces sources, et l'eau ferrugineuse du Temple contient une très-grande quantité de chaux, tandis qu'elle est très-faible dans les sources salines.

Il est démontré par le jaugeage que le niveau des sources ferrugineuses est supérieur à celui des sources salines. Cette différence et l'absence complète de chlorures prouvent l'indépendance des origines. De plus, la composition de leur résidu, leur température ne peuvent faire admettre que les eaux ferrugineuses doivent leur formation aux eaux salines.

Minéralisation des eaux thermo-salines. La minéralisation des eaux salines de Luxeuil (sulfatées chlorurées), est l'une de celles qui semble la plus simple, et
dont la théorie soit la plus généralement admise. En
dehors des échanges multiples entre l'acide sulfurique,
l'acide chlorhydrique et les bases alcalines terreuses
ou métalliques, les sources chargées de sulfates et de
chlorures trouvent ces sels tout formés dans le sein
de la terre. Ce sont, d'une part, les sulfates de soude,
de chaux, de magnésie, de l'autre, les chlorures de
sodium.

« Tout le travail de la minéralisation paraît s'opé-
rer par la mutation incessante des acides avec les
bases, suivant l'ordre de leurs affinités et des circonstances qui président à ces réactions : mais, quant à
chercher à approfondir la manière dont ces éléments
réagissent les uns sur les autres, voilà ce que la nature cache à nos investigations.

« La théorie qui offre le plus de chances de probabilité et qui est la plus ancienne, est celle qui pose
en principe que les eaux, soit pluviales, soit souterraines, empruntent aux terrains qu'elles traversent
leurs principes salins. On remarque, en effet, qu'à
quelques exceptions près, les sources qui sortent
des terrains de même nature déversent des principes
de même nature. Les exemples sont frappants dans
les groupes de Luxeuil, de Plombières, de Bains et
de Bourbonne. Toutes ces sources sortent du granit;
mais celles de Bains ne traversent que la partie infé-

rieure du grès bigarré. Les sources de Luxeuil paraissent en traverser les couches les plus puissantes ;
mais elles sont contiguës à des couches de fer et de
manganèse et plus rapprochées des marnes salifères
des trias. » (*Dict. gén. des eaux minér.*)

Thermalité. Dès la plus haute antiquité les savants
ont cherché à expliquer la caléfaction des eaux dans
les entrailles du globe. La thermalité des eaux minérales a donné lieu aux hypothèses les plus nombreuses
et les plus contradictoires.

Aristote le premier en a expliqué l'origine par la chaleur solaire qui pénètre dans l'intérieur du globe. On
a admis des foyers souterrains. D'autres l'ont attribuée
à une chaleur propre à la terre ; Miléus, aux vents qui
en s'entrechoquant au centre du globe dégagent assez
de calorique. Fabas pense que les montagnes absorbent dans l'atmosphère un calorique suffisant pour
cette caléfaction des eaux. Albert le Grand, domini-
cain du xiii° siècle, l'attribue à l'action de la chaleur
centrale de la terre, que des courants aqueux traversent, et qui viennent enfin s'échapper à la superficie
du sol. Cette théorie semble la plus rationnelle.

Laplace a émis une théorie conforme à cet égard.

« Si l'on conçoit que les eaux pluviales, en péné-
trant dans l'intérieur d'un plateau élevé, rencontrent
dans leur mouvement une cavité de 3,000 mètres de
profondeur, elles la rempliront d'abord, ensuite ac-
querront à cette profondeur une chaleur de 100 degrés

au moins, et devenues par là plus légères, elles s'élè-
veront et seront remplacées par les eaux supérieures ;
en sorte qu'il s'établira deux courants d'eau, l'un
montant, l'autre descendant, perpétuellement entre-
tenus par la chaleur intérieure de la terre. Ces eaux,
en sortant de la partie inférieure du plateau, auront
évidemment une chaleur bien supérieure à celle de
l'air au point de leur sortie. » (*Annales de chimie et de
physique,* 1820, t. xiii, p. 242.)

Cette théorie, la seule probable, a été combattue
par Fodéré, Socquet, Anglada. Ils ont supposé que
les rochers, dans les profondeurs du globe, sont disposés de façon à produire une action électro-motrice.
Ces sortes de piles voltaïques développeraient un calorique d'une telle intensité, qu'il suffirait pour déterminer la caléfaction et subsidiairement la minéralisation des eaux : ce qui expliquerait aussi les variations
dans la température, dans le débit et la composition
des eaux.

Quelle est l'influence des volcans sur la thermalité
des sources ?

« On a remarqué d'abord que c'est généralement
dans les terrains soumis aux bouleversements ter-
restres et aux influences volcaniques, que les eaux
thermales se rencontrent en plus grand nombre. Tels
sont les Pyrénées, les Vosges, l'Auvergne, Naples, la
Bohème et les Cordillères. Il est même très-intéressant
de voir des sources très-lointaines subir l'influence
des tremblements de terre. Ainsi, en 1816, à la suite

de secousses plutoniques, l'eau de Bagnères de Bigorre devint beaucoup plus froide ; celle de Bagnères de Luchon acquit, au contraire, une température plus élevée. Les sources découvertes à Saint-Domingue, dans les montagnes de Vijama, n'existent que depuis le tremblement de terre de 1751. Celui qui détruisit Lisbonne en 1755 modifia les sources thermales de plusieurs pays fort éloignés. Les eaux de Bourbon-l'Archambault augmentèrent tellement de volume qu'elles débordèrent le puits qui les contenait. A Néris, une nouvelle source sortit du sol ; à Tœplitz, l'eau se troublant cessa de couler pendant un instant, puis, pendant une demi-heure s'échappa de terre en grande abondance ; à Aix, les sources perdirent, durant quelques heures, plusieurs degrés de chaleur. » (*Dict. gén. des eaux minér.*)

« M. Rotureau rapporte qu'à Nauheim (Hesse électorale), dans la nuit du 21 au 22 décembre 1846, un violent ouragan éclata ; le baromètre descendit extrêmement bas, et un torrent d'eau salée, saturé d'acide carbonique, rompant tout à coup la base d'un forage depuis longtemps abandonné, forma au-dessus du sol une pyramide liquide, blanche et perlée de plus de deux mètres de hauteur, et inonda d'eau chaude tous les environs. On s'empressa d'utiliser ces eaux pour les bains et pour les salines, en établissant à la hâte un tube en tôle descendant à 43 mètres de profondeur. » (*Eaux minér. de l'Allemagne et de Hongrie,* p. 122.)

L'hypothèse admise de nos jours est celle de la chaleur centrale de la terre, soit qu'elle se traduise à la
surface par les eaux chaudes, soit qu'elle engendre
les volcans.

« Les eaux pluviales, après leur pénétration, peuvent se réduire en vapeur. Celle-ci, refoulée de bas en
haut par la pression à laquelle elle est soumise, et en
traversant des couches de terrain plus froides, redevient liquide. Les eaux qui en résultent acquièrent
leur minéralisation et ressortent, enfin, partout où
elles s'accumulent et partout où le sol leur permet
une libre sortie. » (*Dict. des eaux minér.*)

Pour expliquer les nombreuses variations de température dans les eaux thermales, on suppose que
les diverses couches du globe sont à des températures
d'autant plus élevées qu'elles se rapprochent davantage du centre. Il est donc admissible que les eaux
sont d'autant plus chaudes qu'elles proviennent de
profondeurs plus grandes, et qu'elles arrivent à la surface plus directement.

C'est aussi l'opinion de notre savant ingénieur
M. J. François qui, par ses nombreux travaux souterrains pour la recherche et l'aménagement de la plupart de nos principales eaux thermo-minérales, a
acquis une grande autorité de nos jours.

Le calorique naturel des eaux, quelle que soit sa
cause productrice, est-il un calorique propre ou différent de celui que nous produisons dans nos foyers?

Cette question est encore bien controversée.

Selon Guersant, « le calorique qui échauffe les eaux thermales s'y trouve toujours dans un état de combinaison tout particulier qui leur imprime, par rapport à nos organes, des propriétés très-différentes de celles que nous pouvons communiquer à l'eau à l'aide de nos moyens artificiels de chauffage. On supporte les eaux minérales naturelles en boisson et en bain, à un degré de chaleur bien supérieur à celui de l'eau chauffée artificiellement. L'eau minérale naturelle à 30° ou 40° ne cause aucune sensation désagréable sur nos organes, qui seraient douloureusement affectés par uu liquide quelconque chauffé à la même température. Dans les sources qui donnent jusqu'à 70° R., non-seulement les substances végétales ne périssent pas, mais elles semblent prendre plus de verdeur et de fraîcheur. On remarque, en outre, que les eaux thermales se refroidissent, en général, plus lentement et s'échauffent plus difficilement que l'eau pure portée au même degré de température. » (Dict. de médecine.)

Des expériences thermométriques ont démontré que les eaux thermales, placées à côté d'eaux douces amenées à la même température, se refroidissent dans le même temps. Quant à l'hypothèse généralement accréditée que les eaux thermales exigent le même temps pour arriver à 100° que l'eau douce prise à 18°, les auteurs qui ont expérimenté à Néris ont constaté qu'il n'en est rien pour le dernier.

Les recherches expérimentales, disent les physiciens, démontrent que le calorique des eaux thermales est de même nature que le calorique artificiel ; mais les médecins font observer, à leur tour, que le calorique de ces eaux se conduit envers nos organes d'une façon spéciale.

« Quoi qu'il en soit, la chaleur des eaux minérales est un des éléments intéressants de leur action thérapeutique. Il est même un certain nombre d'entre elles qui paraissent ne devoir leurs propriétés salutaires qu'à la température élevée dont elles sont douées ; cependant, il faut se garder de mesurer leur degré d'efficacité à celui de leur température. Il n'importe pas moins souvent de recourir à des eaux froides où tièdes qu'à des eaux très-chaudes.

« *Gaz azote.* Il est généralement admis que le gaz azote est le produit de l'air atmosphérique qui pénètre dans les entrailles de la terre, d'où il ressort entraîné par les eaux, après avoir cédé tout ou partie de son oxygène. Il peut être encore l'un des produits de la décomposition des matières organiques enfouies dans les couches profondes de notre planète. » (*Dict. gén. des eaux.*)

PREMIER GROUPE.

Analyses des eaux ferro-manganifères, carbonatées.

PREMIÈRE SOURCE. — Puits-Romain.

Les eaux de la source du Puits-Romain et de la source du Temple sont parfaitement limpides et sans couleur; mais lorsqu'on les expose au contact de l'air elles se troublent, prennent une teinte jaunâtre et laissent déposer un précipité de même couleur.

La saveur de l'eau de ces sources est franchement ferrugineuse et styptique.

Les tableaux suivants dus au travail de M. Leconte résument ainsi les substances contenues dans un litre d'eau :

Puits-Romain. — Un litre d'eau renferme :

	gr.
Sesquicarbonate de potasse	0,01909
Sulfure de soude	0,06865
Chlorure de sodium	0,23596
Carbonate de chaux	0,04011
— de magnésie	0,00990
Fluorure de calcium. } Alumine	0,00239
Sesquioxyde de fer	0,00939
Oxyde rouge de manganèse	0,00499
Acide silicique	0,04100
Matières organiques et perte au rouge	0,00911

3

Iode. . . . . Traces tr.-faib.
Arsenic. . . . . Tr. tr.-faib.
Substances solides. 0,44059
Eau. 999,55944

		c. c.
Gaz	oxygène	0,42
	acide carbonique.	30,58
	azote.	9,42

DEUXIÈME SOURCE. — Source ferrugineuse du Temple.

Un litre d'eau renferme :

	gr.
Sesquicarbonate de potasse.	0,04551
Sulfate de soude	0,10826
Chlorure de sodium	0,11122
— de calcium.	0,02472
— de magnésium.	0,02250
Carbonate de chaux.	0,15489
— de magnésie.	0,02428
Alumine.	0,00479
Sesquioxyde de fer.	0,02500
Oxyde rouge de manganèse.	0,01220
Fluorure de calcium.	0,00359
Acide silicique	0,03120
Matières organiques et perte au rouge . . .	0.00405
Iode.	Tra. tr.-faib.
Arsenic	Tra. tr.-faib.
Substances solides	0,54199
Eau.	999,45801

		c. c.
Gaz	oxygène	0,00
	acide carbonique.	25,95
	azote	17,45

Source Labiénus.

Cette source a été découverte par M. Leconte. Voici comment le savant analyste s'exprime à ce sujet :

« Le 1er septembre 1857, je remarquai au *nord-est* de l'établissement un aqueduc de 50 centimètres de hauteur et 33 centimètres de largeur, dirigé du nord au sud, et situé à 2^m,10 à *l'ouest* de la galerie dans laquelle sont placés les conduits de l'eau ferrugineuse du Puits-Romain ; cette distance a été mesurée à un mètre de la paroi externe des fondations du Bain impérial. Dans cet aqueduc coulait de l'eau limpide, dont la température était assez élevée et la quantité assez considérable pour ne pas être négligée. Le sédiment abandonné par l'eau me parut contenir une grande quantité de fer, ce que m'a depuis démontré l'analyse. L'exiguïté de l'aqueduc ne m'a pas permis d'y pénétrer, mais il sera facile de remonter au griffon de cette source qui, jusqu'à nos jours, était restée *ignorée*. Lorsqu'on fera les travaux de nivellement du parc, j'appelle l'attention de MM. les ingénieurs sur ce sujet.

« Bien qu'elle coule dans un petit aqueduc, son origine est complétement inconnue aujourd'hui, mais elle semble avoir été utilisée autrefois. J'ai appelé cette source « de Labiénus » afin de perpétuer à Luxeuil le nom de ce général romain qui, pendant la conquête des Gaules, avait tiré de ses ruines l'établissement thermal.

« L'eau de cette source, bien que peu minéralisée, devra présenter quelques applications spéciales, car j'ai trouvé dans le dépôt qu'elle abandonne spontanément sur le sol de l'aqueduc non-seulement des *oxydes de fer* et de *manganèse,* mais une quantité notable *d'arsenic* probablement en combinaison avec les oxydes. »

Voici l'analyse. — Un litre d'eau renferme :

	gr.
Sesquicarbonate de potasse.	0,01476
Chlorure de potassium	0,04224
Sulfate de soude.	0,05029
Chlorure de sodium.	0,18721
— de magnésium.	0-00426
Carbonate de chaux.	0,04180
— de magnésie.	0,00895
Alumine..	
Sesquioxyde de fer.	
Oxyde rouge de manganèse.	0,00500
Fluorure de calcium.	
Acide silicique	0,04000
Arsenic.	Tra. tr.-faib.
Iode.	Tra. tr.-faib.
Matières organiques et perte au rouge.	0,01140
Substances solides	0,37597
Eau.	999,62403
Gaz { oxygène. / acide carbonique / azote. }	non déterminés

ANALYSES DES DÉPOTS DES DIFFÉRENTES SOURCES FERRUGINEUSES.

————

Tableaux indiquant la composition théorique de 1,000 parties de résidu séché à 100 degrés.

Dépôts de la source du Temple.

Acide silicique.	57,56
Acide sulfurique	112,60
Acide carbonique des sels solubles.	11,79
— — des sels insolubles. . . .	149,63
Chlore.	177,06
Sodium combiné au chlore	87,62
Soude combinée à l'acide sulfurique	87,15
Potasse combinée à l'acide carbonique . . .	16,83
Calcium combiné au chlore	16,44
Chaux combinée à l'acide carbonique. . . .	161,10
Magnésium combiné au chlore	10,80
Magnésie combinée à l'acide carbonique. . .	21,68
Alumine.	8,85
Fluorure de calcium	6,63
Sesquioxyde de fer	46,12
Oxyde rouge de manganèse.	20,66
Iode et arsenic.	Trac. faibl.
Matières organiques, eau, perte	7,48
TOTAL.	1000,00

Dépôts du Puits-Romain.

Silice et sable	39,00
Carbonate de chaux	16,16
Magnésie	Traces
Alumine.	30,00
Sesquioxyde de fer.	562,00
Oxyde rouge de manganèse.	24,00
Sulfure d'arsenic.	15,00
Eau et gaz et dégagement au rouge. . . .	213,84
TOTAL.	1000,00

Dépôts de la source de Labiénus.

Sable et silice.	301,80
Sesquioxyde de fer	484,00
Oxyde rouge de manganèse.	60,00
Sulfate de chaux.	1,40
Magnésie.	Traces.
Sulfure d'arsenic	12,44
Eau et gaz chassés au rouge.	140,36
TOTAL.	1000,00

« D'après cette analyse, on voit que le dépôt de la source Labiénus renferme une quantité d'arsenic assez considérable, sans doute à l'état de combinaison avec le fer et le manganèse ; je ne doute pas que l'on ne puisse obtenir de bons résultats en appliquant, non-seulement ce dépôt, mais encore celui de toutes les sources au traitement des ulcères indolents.

« La formation de ce dépôt est due sans doute, au

moins en partie, au dégagement de l'acide carbonique, assez abondant dans les eaux ferrugineuses
de Luxeuil; aussi, pour conserver à ces eaux leur
limpidité et toutes leurs propriétés thérapeutiques,
M. Michel a-t-il eu l'heureuse idée de les charger d'a-
cide carbonique, à la manière de l'eau de Seltz artifi-
cielle. On peut alors les faire voyager, ou les conserver indéfiniment sans altération.

« De même que le dépôt de la source Labiénus,
celui du Puits-Romain contient une quantité d'arsenic
dont la présence semble indiquer dans ces eaux l'existence de propriétés *fébrifuges*, sur lesquelles je crois
devoir appeler l'attention des médecins : l'expérience
ayant démontré aujourd'hui que si l'acide arsénieux
à faible dose ne guérit pas toutes les fièvres intermittentes, il peut cependant rendre de grands services
dans le traitement d'un certain nombre de cas dans
lesquels le sulfate de quinine échoue.

« Si le dépôt du Puits-Romain était assez abondant,
il pourrait, comme celui de Labiénus, être employé
au traitement des ulcères atoniques, et dans tous
les cas où l'on fait usage des *boues ferrugineuses*. »
(Leconte.)

**Tableaux résumant l'ancienne analyse et l'analyse faite
par Braconnot en 1838.**

Analyse ancienne.		*Analyse de 1838.*	
	Par litre.		Par litre.
1° Chlorure de sodium..	0,0514	1° Chlorure de sodium. .	0,2579
2° — de potassium.	0,0074	2° — de potassium.	0,0020
3° Sulfate de soude. . .	0,0338	3° Sulfate de soude. . .	0,0700
4° Carbonate de chaux..	0,1056	4° Oxyde de manganèse.	0,0220
5° Silice.	0,0294	5° Carbonate de chaux. .	0,0350
6° Crénate et apocrénate		6° Sulfate de chaux. . .	0,0050
de fer.	0,0285	7° Magnésie.	0,0070
7° Alumine.		8° Matière azotée. . . .	0,0100
8° Oxyde de manganèse.		9° Silice et alumine. . .	0,0080
9° Magnésie.	0,0075	10° Phosphate de fer.	
10° Carbonate de potasse.	0,0070	11° Oxyde de fer. .	0,0270
11° Matières organiques..	»	12° Arséniate de fer.	
Total. . .	0,2706	Total . .	0,4440

**Analyse des dépôts ocreux de la nouvelle source ferrugineuse
faite par Braconnot en 1838.**

Oxyde ferrique.	52,288
Phosphate ferrique.	19,940
Arséniate ferrique.	2,772
Matière azotée.	Quant. indét.
Carbonate de chaux	
Oxyde de manganèse.	»
Cuivre.	
Matières terreuses étrangères.	25,000
TOTAL.	100,000

Si l'on compare ces diverses analyses, on verra les
différences sensibles qui existent entre elles, diffé-

rences dont M. Leconte a donné les explications hypothétiquement ou d'une manière positive, ainsi que je l'ai rapporté dans mon avant-propos.

DEUXIÈME GROUPE.

Eaux salines dont les sources sont au nombre de treize.

« Les eaux salines de Luxeuil sont limpides et transparentes; quelques-unes sont légèrement troublées à leur sortie par de petites bulles de gaz qui se dégagent rapidement.

« La saveur de ces eaux est très-légèrement salée, et leur toucher, sans être onctueux, laisse à la peau une douceur qui, sans doute, est due à la silice qu'elles tiennent en dissolution.

« L'odeur des eaux de Luxeuil est nulle; cependant les plus chaudes répandent au moment de leur sortie une odeur rappelant celle d'une solution de sulfure alcalin portée à l'ébullition; mais, si cette odeur est due à un principe sulfuré quelconque, sa quantité est tellement faible que les eaux et les gaz qui s'en dégagent ne brunissent ni l'acétate de plomb, ni l'argent qu'on y laisse séjourner. » (LECONTE.)

Voici, d'après ce chimiste, la composition des eaux minérales de Luxeuil :

1° *Source centrale au sud des Bénédictins.*

Un litre d'eau renferme :

	c. c.	
Oxygène.	0,32	
Acide carbonique	4,44	
Azote.	30,80	
	gr.	
Sesquicarbonate de potasse.	0,03084	
Chlorure de potassium	0,01864	
Sulfate de soude.	0,19206	
Chlorure de sodium	0,72957	
Carbonate de chaux.	0,04421	
— de magnésie.	0,00215	
Alumine.		⎫
Sesquioxyde de fer.		⎬ 0,08649
Oxyde rouge de manganèse.		⎭
Fluorure de calcium.		
Acide silicique.	0,08649	
Matières organiques et perte au rouge.	0,03019	
Iode.	Traces tr.-faib.	
Arsenic.	Tr. exces. faib.	
Substances solides.	1,14557	
Eau.	998,85443	

« Le résidu de l'eau de l'évaporation de cette source présente une légère teinte chamois qui indique la présence d'une petite quantité de fer; sa saveur est franchement salée, sans mélange d'amertume; il ne possède aucune odeur. »

2° *Source latérale au nord de Bénédictins.*

Un litre d'eau renferme :

	c. c.
Oxygène	0,85
Acide carbonique.	3,40
Azote.	16,99

	gr.
Sesquicarbonate de potasse	0,04718
Chlorure de potassium.	0,01428
Sulfate de soude.	0,16692
Chlorure de sodium.	0,71974
Carbonate de chaux.	0,05924
Carbonate de magnésie	0,00081
Alumine.	⎫
Sesquioxyde de fer.	⎬ 0,00821
Oxyde rouge de manganèse	⎬
Fluorure de calcium.	⎭
Acide silicique.	0,08267
Matières organiques, perte au rouge.	0,02590
Iode.	Trac. tr.-faib.
Arsenic.	Tr. exces. faib.
Substances solides	1,09495
Eau.	998,90505

« L'évaporation de la source latérale a donné un résidu plus blanc que le précédent; aussi, l'oxyde de fer y est-il en quantité plus faible; la saveur est la même, c'est-à-dire franchement salée, sans mélange d'amertume. »

3° Sources du bain des Dames.

Un litre d'eau renferme :

	c. c.
Oxygène.	2,26
Acide carbonique.	7,54
Azote	25,66

	gr.
Sesquicarbonate de potasse	0,04350
Chlorure de potassium	0,02589
Sulfate de soude	0,13716
Chlorure de sodium.	0,72333
Carbonate de chaux.	0,03859
— de magnésie.	0,00215
Alumine.	
Sesquioxyde de fer.	0,04385
Oxyde rouge de manganèse.	
Fluorure de calcium.	
Acide silicique.	0,09810
Matières organiques et perte au rouge	0,02589
Iode.	Tr. tr.-faibl.
Arsenic.	Tr. exces. faib.
Substances solides	1,10846
Eau.	998,89154

« Les matières solides de la source du bain des Dames présentent une teinte grisâtre, mêlée d'un peu de rose ; leur saveur est franchement salée ; la saveur amère du sulfate de soude et des sels de magnésie n'est pas sensible. »

4° *Source* est *gélatineuse du bain des Fleurs.*

Un litre renferme :

Oxygène . . . . ⎫
Acide carbonique . . . . ⎬ Non détermin.
Azote . . . . ⎭

gr.

Sesquicarbonate de potasse. 0,02621
Chlorure de potassium . . . . . . - . . . 0,05175
Sulfate de soude. 0,14427
Chlorure de sodium. 0,73042
Carbonate de chaux. 0,03276
Carbonate de magnésie. 0,00416
Alumine. . . . . ⎫
Sesquioxyde de fer . . . . ⎬ 0,01486
Oxyde rouge de manganèse. . . . . . ⎪
Fluorure de calcium. . . . . ⎭
Acide silicique. 0,07982
Matières organiques. 0,04673
Iode. . . . . Tr. tr.-faibl.
Arsenic. . . . . Tr. exc. faibl.
Substances solides 1,10098
Eau 998,89902

« Le résidu de l'évaporation de l'eau de la source *est* du bain des Fleurs est d'un blanc éclatant, ce qui indique la prédominance de la silice et de l'alumine sur les oxydes de fer et de manganèse, avec lesquels celle-ci a toujours été dosée ; du reste, la saveur du résidu est franchement salée, sans amertume. »

5° *Source* ouest *du bain des Fleurs.*

Un litre d'eau contient :

Oxygène	
Acide carbonique.	Non détermin.
Azote.	

	gr.
Sesquicarbonate de potasse	0,01883
Chlorure de potassium.	0,00427
Sulfate de soude.	0,07943
Chlorure de sodium.	0,43031
Carbonate de chaux.	0,03223
Carbonate de magnésie.	0,00237
Alumine.	
Sesquioxyde de fer	
Oxyde rouge de manganèse	0,00457
Fluorure de calcium.	
Acide silicique	0,05024
Matières organiques et perte au rouge . . .	0,00873
Iode.	Tr. tr.-faibl.
Arsenic.	Tr. exc. faibl.
Substances solides	0,62798
Eau.	999,37202

« Le résidu de cette source est encore d'un blanc plus éclatant que le précédent, ce que justifie complétement l'analyse, car il renferme une très-faible quantité d'oxydes métalliques colorés ; la saveur est toujours salée, mais un peu moins que dans la précédente. »

6° *Source du bain gradué (mélange des trois sources chaudes).*

Un litre d'eau renferme :

Oxygène	} Non détermin.
Acide carbonique.	
Azote	

gr.

Sesquicarbonate de potasse 0,02365
Chlorure de potassium. 0,02431
Sulfate de soude. 0,15464
Chlorure de sodium. 0,70552
Carbonate de chaux. 0,03655
Carbonate de magnésie. 0,00198
Alumine. . . . . }
Sesquioxyde de fer. . . . . }
Oxyde rouge de manganèse . . . . . } 0,01374
Fluorure de calcium. . . . . . . }
Acide silicique. 0,07663
Matières organiques et perte au rouge. . . 0,02286
Iode. . . . . Tr. tr.-faibl.
Arsenic. . . . . Tr. exc. faibl.
Substances solides 1,05688
Eau. . . . . , ... 998,94312

« L'eau de cette source a donné un résidu grisâtre, dû sans doute à l'alumine et à l'oxyde de manganèse; l'oxyde de fer eût donné une teinte rose; saveur salée. »

7° *Source du bain gradué (n° 1 ou moins chaude).*

Un litre d'eau renferme :

		c. c.
Oxygène	. . . .	0,56
Acide carbonique.	. . . .	5,94
Azote.	. . . .	19,44

		gr.
Sesquicarbonate de potasse	. . . . . .	0,01748
Sesquicarbonate de soude	. . . .	0,00114
Sulfate de soude.	. . . .	0,08872
Chlorure de sodium	. . . .	0,34641
Carbonate de chaux.	. . . .	0,03347
Carbonate de magnésie.	. . . .	0,00225
Alumine	. . . . ⎫	
Sesquioxyde de fer.	. . . . . . ⎪	
Oxyde rouge de manganèse	. . . . ⎬	0,00461
Fluorure de calcium.	. . . . ⎭	
Acide silicique.	. . . .	0,05007
Matières organiques et perte au rouge	. . .	0,01645
Iode.	. . . .	Tr. tr.-faibl.
Arsenic.	. . . .	Tr. exc. faibl.
Substances solides.	. . . .	0,56000
Eau.	. . . .	999,44000

« La teinte du résidu de cette eau est plus faible que dans le précédent; sa saveur est la même. »

8° *Source du grand Bain (eau du réservoir)*.

Un litre d'eau renferme :

		c. c.
Oxygène.		0,54
Acide carbonique.		4,86
Azote.		14,05
		gr.
Sesquioxyde de potasse.		0,02707
Chlorure de potassium ;		0,04340
Sulfate de soude.		0,16466
Chlorure de sodium.		0,66050
Carbonate de chaux.		0,05670
Carbonate de magnésie.		0,00417
Alumine.		
Sesquioxyde de fer.		
Oxyde rouge de manganèse.		0,00838
Fluorure de calcium.		
Acide silicique.		0,11371
Matières organiques et perte au rouge		0,02539
Iode.		Tr. tr.-faibl.
Arsenic.		Tr. exc. faibl.
Substances solides		1,10398
Eau.		998,89602

« Le résidu de cette eau, dont la saveur est salée, est légèrement teinté de gris ; cette eau laisse cependant déposer, dans le réservoir où elle séjourne, un précipité très-riche en oxyde de manganèse. »

9° *Source des Cuvettes.*

Un litre d'eau renferme :

	c. c.
Oxygène	1,70
Acide carbonique	5,10
Azote	15,31

	gr.
Sesquicarbonate de potasse	0,02532
Chlorure de potassium	0,00350
Sulfate de soude	0,10932
Chlorure de sodium	0,57168
Carbonate de chaux	0,05336
Carbonate de magnésie	0,00323
Alumine	
Sesquioxyde de fer	
Oxyde rouge de manganèse	0,00299
Fluorure de calcium	
Acide silicique	0,06832
Matières organiques et perte au rouge	0,01622
Iode	Tr. tr.-faibl.
Arsenic	Tr. exc. faibl.
Substances solides	0,85394
Eau	999,14606

« Le résidu de cette source possède une saveur salée franche, sans mélange d'amertume; il est très-faiblement coloré en gris. »

10° *Source du bain des Capucins (mélange des trois sources chaudes).*

Un litre d'eau renferme :

	c. c.
Oxygène	2,98
Acide carbonique.	14,04
Azote.	18,30
	gr.
Sesquicarbonate de potasse.	0,02626
— de soude	0,00171
Sulfate de soude	0,10766
Chlorure de sodium.	0,54540
Carbonate de chaux.	0,04981
Carbonate de magnésie.	0,00337
Alumine. . . . . ⎫	
Sesquioxyde de fer. . . . . . . ⎬	0,00692
Oxyde rouge de manganèse. . . . . ⎪	
Fluorure de calcium. . . . . . . ⎭	
Acide silicique.	0,07522
Matières organiques et perte au rouge . . .	0,02464
Iode.	Tr. tr.-faibl.
Arsenic.	Tr. exc. faibl.
Substances solides.	0,84099
Eau.	999,15901

« L'évaporation du mélange des trois sources chaudes du bain des Capucins m'a fourni un résidu d'une légère teinte chamois, due sans doute à l'oxyde de fer et de manganèse; comme celle du résidu des autres sources, la saveur est salée. »

11° *Source sud du bain des Capucins.*

Un litre d'eau renferme :

Oxygène	⎫
Acide carbonique.	⎬ Non détermin.
Azote	⎭

	gr.
Sesquicarbonate de potasse	0,01773
Sesquicarbonate de soude	0,00286
Sulfate de soude.	0,10212
Chlorure de sodium.	0,30750
Carbonate de chaux.	0.02127
Carbonate de magnésie	0,00232
Alumine	⎫
Sesquioxyde de fer.	⎪
Oxyde rouge de manganèse	⎬ 0,01118
Fluorure de calcium	⎭
Acide silicique.	0,05404
Matières organiques et perte au rouge	0,02137
Iode.	Tr. tr.-faibl.
Arsenic.	Tr. exc. faibl.
Substances solides	0,54039
Eau	999,45961

« Le résidu de cette source, qui est blanc, est très-sensiblement moins salé que le précédent, ce qui n'est pas en rapport avec les résultats de l'analyse, puisque ces deux résidus sont entre eux, quant au chlore, à peu près comme 7 est à 8. »

12° *Source de la fontaine d'Hygie.*

Un litre d'eau renferme :

	c. c.
Oxygène	4,86
Acide carbonique.	12,41
Azote	14,24

	gr.
Sesquicarbonate de potasse.	0,00980
Chlorure de potassium.	0,00644
Sulfate de soude	0,02437
Chlorure de sodium.	0,12186
Carbonate de chaux	0,04291
Carbonate de magnésie.	0,01197
Alumine	
Sesquioxyde de fer	
Oxyde rouge de manganèse.	0,00499
Fluorure de calcium.	
Acide silicique.	0,03020
Matières organiques et perte au rouge	0,00444
Iode.	Tr. tr.-faibl.
Substances solides.	0,25698
Eau.	999,74302

« Le résidu de l'eau de la fontaine d'Hygie est très-légèrement salé; il possède une couleur blanche faiblement teinte de gris et très-légère. »

Il est encore d'autres sources qui sont : 1° la source pour les yeux ; 2° la source savonneuse; 3° la source des abeilles; 4° la source Eugénie. J'en parlerai plus loin, à la description des salles de bains et des piscines.

Les tableaux qui précèdent permettent de comparer la composition des eaux de Luxeuil aux autres eaux chlorurées sodiques de la même région, telles que celles de Plombières et de Bains. En examinant les nombres ci-dessous, on se rendra facilement compte de leurs rapports.

	LUXEUIL. Source du sud DES BÉNÉDICTINS.	PLOMBIÈRES. Source DU CRUCIFIX.	BAINS.
	Température 00°,01.	Température 42°,6.	
Sesquicarb. de potasse.	0,03084	»	»
Chlorure de potassium.	0,04861	0,0450	»
— de sodium . .	0,72957	»	0,08
Sulfate de soude. . . .	0,19206	0,0810	0,28
— de chaux. . . .	»	»	0,08
Carbonate de chaux. .	0,04424	»	»
— de magnésie.	0,00215	»	»
Silicate de soude. . . .	»	0,0518	»
— de potasse. . .	»	0,0080	»
— de chaux . . .	»	} 0,0454	»
— de magnésie. .	»		»
Arséniate de soude. . .	»	0,0006	»
Lithine silicatée probablement:	»	sensible	»
Acide borique ou borate	»	indices dout.	»
Fluorure de calcium. .	»	0,0120	»
Alumine.	} 0,01145	très-sensible	»
Oxyde rouge de manganèse			
Sesquioxyde de fer . .			
Acide silicique.	0,08649	0,0200	traces
Matières organiques. .	0,03049	0,0200	»
Iode.	Traces tr.-f.	»	»
Arsenic	id.	»	»
Total des substances solides.	1,14557	0,2838	0,48
	(LECONTE)	(O. HENRY et LHÉRITIER)	(VAUQUELIN)

« Cette source de Luxeuil est donc plus riche en substances minérales que les deux sources ci-jointes qui, du reste, renferment les mêmes bases et les mêmes acides. »

DE L'AIR DES SALLES.

Après ses études sur la nature quantitative et qualitative des sources thermales de Luxeuil, M. Leconte, afin de compléter ce travail, a cru devoir analyser l'air des salles.

« Il était intéressant, dit-il, de savoir dans quelles limites le gaz se dégageant spontanément des eaux de Luxeuil pouvait modifier l'air des salles dans lesquelles il existe des piscines, j'en ai donc fait l'analyse. »

Ces analyses ont été faites pendant que les portes étaient fermées et avant l'arrivée des malades, afin d'avoir ainsi des données exactes sur l'influence exclusive des sources sur la composition de l'air.

« Dans ces différentes analyses, l'air était agité avec de la potasse caustique, afin d'absorber l'acide carbonique, puis, j'introduisais dans le tube gradué où se faisait l'opération, une solution d'acide pyrogallique qui, en présence de la potasse, absorbe l'oxygène avec une grande rapidité ; enfin l'azote restait indissous après l'action des différents réactifs, l'expérience m'ayant appris qu'il n'existait aucun gaz inflammable.

« Il est démontré par les analyses que les gaz qui s'échappent spontanément des eaux de Luxeuil ne modifient pas sensiblement l'air des salles, ce qui tient d'une part à ce que la quantité de gaz dégagée n'est pas très-considérable, et à ce que les salles des Bénédictins, du Bain gradué et du bain des Capucins sont très-vastes et qu'il est très-facile de les ventiler.

« Dans aucune des analyses, l'acide carbonique n'a été appréciable, bien que cependant il entre pour une large part dans les gaz extraits des eaux de Luxeuil par l'ébullition. »

M. Leconte n'a pas cru devoir rechercher si l'air renfermait quelques-uns des principes fixes contenus dans ces eaux, à cause de leur degré de minéralisation, qui ne pourrait pas céder à l'air une quantité appréciable de principes actifs, quoiqu'il soit admis que ce dégagement spontané ait toujours lieu.

DESCRIPTION DE L'ÉTABLISSEMENT

L'établissement est situé à l'extrémité de la ville ; il est assis entre une grande cour au sud et un parc qui, au nord, aboutit à une route bien plantée conduisant, en quelques minutes, à des bois ombreux et frayés de routes carrossables.

La façade de la cour d'honneur est fermée par une grille élégante et monumentale. Un jardin, des berceaux à ciel ouvert, des massifs d'arbustes qui font l'admiration des promeneurs, enveloppent les bâtiments. Des terrasses élevées, bien entretenues, des talus gazonnés, des arbres de haute venue, des corbeilles de fleurs, ajoutent la variété à l'agrément. Des fontaines en fer bronzé, à sujets élevés, à jet continu, des sphères de verdure symétriquement disposées, offrent un coup d'œil ravissant et forment un agréable contraste avec l'imposante sévérité de l'ensemble des bâtiments.

Mais ce que l'on rencontre rarement ailleurs, ce sont les deux majestueuses allées de platanes séculaires qui bordent les côtés *est* et *ouest*. Outre l'effet grandiose produit par leur luxuriante végétation, ces beaux arbres fournissent de frais ombrages à toute heure du jour par l'opposition de leur orientation. Ces allées dominent la cour et les jardins, ce qui permet la promenade le soir, sans être exposé aux brusques abaissements de température fréquents dans le voisi- nage des montagnes.

L'établissement touche au quartier dit *des Romains,* qui est la partie la plus élégante de la localité et ex- clusivement à l'usage des étrangers ; il est entouré d'habitations nombreuses et variées, recherchées par les baigneurs. Rien ne saurait être mieux disposé pour la commodité des malades qui se soumettent à toutes les exigences d'un traitement hydro-thermal.

Le parc, d'une certaine étendue, coupé par des cours d'eau sur lesquels on a jeté des ponts, les uns gracieux, les autres pittoresques, fournira bientôt de nouveaux ombrages.

L'établissement se compose de deux corps de bâti- ments formant équerre ; l'un d'eux parallèle à la rue des Romains, dont un des côtés est presque entière- ment formé par le jardin et l'allée *est* des platanes. Cette aile, dont le grand axe s'étend de l'*est* à l'*ouest,* a sa façade tournée au *sud* et parallèle à la grille d'honneur. Cette aile contient de l'*est* à l'*ouest :*

1° La lingerie, derrière laquelle se trouve le Bain des Capucins.

2° Au centre, la salle des Cuvettes servant de ves- tibule au bain précédent, au Bain ferrugineux, au Bain impérial, au grand Bain, au Bain neuf, au Bain de vapeur, à la salle de massage, à l'étuve et aux salles de douches à haute pression et écossaises, ainsi qu'aux douches ascendantes.

3° L'extrémité *ouest* de cette aile renferme un salon de conversation où est placé un buffet en chêne vernissé, dans lequel sont renfermées les antiquités trouvées dans les fouilles. Ce salon ouvre sur la galerie qui regarde au midi, et communique avec une autre aile qui part de cette extrémité à angle droit, ayant son grand axe dirigé du *nord* au *sud* et sa façade tournée à l'*est*.

Cette aile renferme le Bain gradué, le Bain des fleurs, le Bain des dames, le Bain des Bénédictins.

La galerie qui précède ce corps de bâtiment est fermée par de grandes portes vitrées ; son sol asphalté est chauffé par un réservoir inférieur d'eau hyperthermale et forme une vaste et belle trinkhall que tous les établissements de France peuvent envier à Luxeuil (Rotureau). Elle ouvre au *nord* sur le parc, sur la cour où est la source d'Hygie, jolie fontaine entaillée dans le talus.

A l'extrémité *sud* de cette partie, existe un pavillon faisant saillie à angle droit, qui par un brusque retour vers le midi a sa façade tournée au levant. Dans ce pavillon sont le cabinet du médecin et le bureau du régisseur. Enfin en tournant l'angle de ce pavillon, et en se dirigeant vers l'*ouest*, on trouve une galerie ouverte à laquelle est adossé le Bain des Bénédictins. C'est dans cette galerie que sont rangées de nom-

breuses pierres sépulcrales exhumées par les fouilles ;
cette galerie, dont les extrémités se terminent par des
pavillons symétriques, est surmontée à son centre
d'un fronton à colonnes et à cadran ; sur un plan pos-
térieur dans l'axe du *sud* au *nord*, on aperçoit un élégant belvédère qui recouvre le Bain de la princesse
Mathilde.

Devant les ailes et les façades principales règnent
des galeries, qui sont supportées par des pilastres
carrés en grès bigarré des Vosges et réunis par des
arceaux en plein cintre. De ces galeries, qui servent
de promenoirs aux baigneurs, les mettent à l'abri des
fraîcheurs des matinées du printemps et de l'automne
et des rayons du soleil, on jouit de la vue des jardins,
du parc et des coteaux boisés qui forment l'horizon.
Ces galeries sont précédées de larges trottoirs en as-
phalte. La disposition des bâtiments permet de s'as-
seoir à chaque heure du jour en plein air sans être
exposé à l'ardeur du soleil. M. l'ingénieur François,
si dévoué à tout ce qui peut améliorer nos établissements thermaux, vient d'obtenir l'installation tout
autour et au centre de la cour d'honneur de larges
chaussées bitumées.

« L'ensemble des constructions, dont la régularité
plaît à l'œil, n'offre cependant sous le rapport archi-
tectural rien qui mérite d'être signalé. La façade, qui
regarde la rue des Romains et la porte principale de
la grille, présente à son milieu un fronton triangulaire
supporté par quatre colonnes. Au-dessus de ce fronton

se trouve une campanille qui donne à la construction plus d'élégance et de légèreté. » (LECONTE.) C'est dans cette campanille qu'est renfermée l'horloge.

Salle des Cuvettes.

De l'entrée de la grille d'honneur, en se dirigeant en ligne droite vers le nord, on trouve le portique qui conduit à la salle des Cuvettes. Cette salle, ainsi appelée parce qu'autrefois elle renfermait deux bassins servant de piscine aux indigents, n'a plus aujourd'hui d'usages balnéaires. C'est dans ses murs que sont scellées les deux inscriptions mentionnées; elle sert de vestibule aux parties de l'établissement que j'ai indiquées et que je vais décrire.

Le dallage de la salle des Cuvettes recouvre un grand réservoir d'une contenance de 20 à 25,000 litres d'eau, montée par la turbine dans les récipients supérieurs pour être distribuée froide aux baignoires et aux douches du grand Bain. Une autre prise d'eau alimente, à sa température primitive, les quatre baignoires de la salle des Capucins et les deux cabinets doubles nouvellement installés dans le passage qui conduit à ce bain. Ce réservoir peut fournir au besoin à la piscine des Capucins.

On n'a indiqué sur les lieux à M. Leconte, comme alimentant le réservoir des Cuvettes, qu'une seule source dont le tube de captage se trouve vers le mi-

lieu du côté *sud* du réservoir, bien que l'ouvrage de
M. Chapelain indique deux sources.

La source fournit environ 20,000 litres en vingt-
quatre heures.

Température dans le tube de captage.	. .	42°,5
— au robinet de la cuvette.	. .	35°,6
— dans le réservoir.	. . . .	41°,4
		(LECONTE.)

La salle des Cuvettes est carrée; sa voûte est formée par deux demi-circonférences qui se coupent
vers son centre. Elle possède quatre portes, l'une
d'entrée, au *midi*, une autre au *nord*, qui conduit au
Bain ferro-manganifère et au Bain impérial, une troisième à *l'est* pour le bain des Capucins, et une quatrième à *l'ouest* pour le grand Bain, le Bain neuf, les
étuves et les douches. Deux autres sorties, situées au
fond, conduisent, à droite par des galeries vitrées,
au chauffoir pour le linge et aux douches ascendantes
pour les dames; celle de gauche ouvre sur la galerie
des mêmes douches pour les hommes.

Bain ferro-manganifère. — Bain impérial.

« Le Bain ferrugineux de Luxeuil est de construction récente et l'on peut dire luxueuse. Aucun établissement d'Europe ne peut lui être comparé pour
l'élégance et le goût parfait. Si les cabinets qui bordent les deux splendides galeries de ce bain étaient

tous précédés d'une chambre de repos, servant de salon de toilette, cette nouvelle division de l'établissement thermal de Luxeuil serait la plus complète et la plus somptueuse qui existe peut-être. » (ROTUREAU, 1859.)

« M. le docteur Mêlier, inspecteur général des établissements sanitaires de France, si vigilant pour tout ce qui concerne la santé publique, a tout de suite compris que l'affluence des malades *vers ce bain spécial,* le rendrait bientôt insuffisant. Aussi dans les demandes qu'il a adressées à l'administration supérieure pour les améliorations à apporter à l'établissement des eaux de Luxeuil, a-t-il proposé l'agrandissement du Bain ferrugineux. » (CHAPELAIN.)

Cette somptueuse galerie dont parle M. Rotureau, a été augmentée d'une vaste rotonde, dont les plans ont été approuvés par S. M. l'Empereur. Cet hémicycle renferme douze cabinets de bains, tous précédés d'un salon de toilette.

Le Bain ferrugineux a été construit d'après les plans de M. François, ingénieur en chef des mines, et sous la direction immédiate de M. Grandmougin, architecte, auquel l'établissement est redevable de nombreuses améliorations.

« Ce bain ne laisse rien à désirer sous le rapport du confortable, du luxe et des dispositions balnéologiques, que M. François a su réunir avec un art dont on ne saurait trop le louer. » (LECONTE.)

Situé au nord de la salle des Cuvettes, le Bain fer-

rugineux se trouve d'environ un mètre plus bas que
la salle précédente. On y accède par un escalier de
cinq à six marches, au pied duquel sont deux jolies
fontaines pour les buveurs, l'une ferro-manganifère,
à droite, l'autre, d'eau saline des Cuvettes, à gauche.
Cette galerie a la forme d'un parallélogramme rectangulaire, dont les grands côtés sont formés par les cabinets de bains, au nombre de dix. Les parois et les
plafonds sont en larges dalles de grès bigarré des
Vosges, ornées de moulures, polies et façonnées en
panneaux. Les baignoires, dont les bords supérieurs
sont de quelques centimètres au-dessus du niveau du
sol, sont taillées dans un seul bloc et dans de larges
proportions; le grès en est de même nature, mais
bien poli; des dossiers en bois de noyer vernissé et
mobiles garnissent l'une des extrémités. Les embra-
sures des croisées servent de tables sur lesquelles on
dispose les appareils à irrigations. Des siéges en
pierre sont à la disposition des malades. A l'aide de
ces sortes de blocs arrondis, on exhausse à volonté
le fond des baignoires, qui peuvent recevoir de
l'eau ferrugineuse ou de l'eau saline. Chaque cabinet possède un système complet de douches et même
de douches ascendantes. La lumière y arrive abondamment par des châssis en fer à verre dépoli et à
ouvrance complète. Les portes, en chêne vernissé, à
vitre également dépolie, ouvrent toutes sur la galerie;
des portières courant sur des tringles à fleur du bord
de la baignoire, donnent aux baigneurs la faculté de

faire communiquer les cabinets avec l'atmosphère de la salle ou celle des jardins. L'ameublement intérieur est complet et élégant; le service y est facile et bien fait.

Le petit côté nord du parallélogramme, en face de l'escalier, présente un passage qui conduit au Bain impérial. Dans ce retour à angle droit sont renfermées les piscines de famille, qui peuvent admettre chacune de trois à quatre personnes; elles portent les numéros 5 et 6. Ces salles de piscine possèdent une cheminée en marbre blanc et une glace, un salon de toilette, qui en est séparé par des portières. Les cabinets numéros 1 et 10 contiennent deux baignoires chacun. Ils diffèrent des autres par leur plus grande dimension et par ce qu'ils n'ont que les douches ascendantes.

Chaque trumeau de séparation des cabinets est orné de consoles soigneusement fouillées dans la pierre, surmontées d'une glace oblongue qui relève encore l'élégance de ce bain décoré de belles sculptures. Au-dessus de chaque porte est un écusson taillé dans le grès et portant le numéro du cabinet.

Bain impérial.

A l'extrémité *nord* de la galerie que je viens de décrire, et lui faisant suite, on trouve le Bain impérial. On y accède par le passage sur lequel ouvrent les piscines de famille.

Là, une nouvelle surprise attend les visiteurs. Cet hémicycle, ainsi que le bain précédent, a son aire asphaltée partout, à compartiments en forme de larges mosaïques. Par la disposition circulaire de ses cabinets, par son architecture riche et gracieuse, par ses colonnes de divisions splendidement décorées de sculptures et de glaces, par son dôme élevé et la vive lumière qu'il projette et par l'effet de sa galerie supérieure, cet hémicycle a un aspect grandiose et monumental. Il sert de salon d'attente et possède un gracieux ameublement.

Cette rotonde renferme dix cabinets de bains, précédés d'un salon de toilette. Chaque porte, en chêne vernissé, à verre dépoli, est surmontée d'un écusson taillé dans la pierre, où sont incrustés des numéros en cuivre doré indiquant les cabinets, qui sont éclairés et aérés de la même manière que ceux décrits plus haut.

Sur l'axe du bâtiment on a établi deux salles de bains réservées à LL. MM. l'Empereur et l'Impératrice. Ces salles communiquent entre elles par un boudoir. Une marche facilite l'entrée dans les baignoires. Une antichambre conduit par une sortie particulière donnant vers le parc sur une cour fermée par une grille aux armes impériales, et couverte par une élégante varanda en fonte ornée.

Deux escaliers en pierre, à courbe gracieuse, conduisent à une belle galerie établie au-dessus des cabinets du Bain ferrugineux et du Bain impérial. Cette galerie sert de promenoir. Dans son pourtour sont logés les appareils et conduits des douches verticales et horizontales. Des encaissements garnis de feutres et de charbon de bois sont installés pour éviter la déperdition du calorique. A chaque cabinet correspond une boîte dans laquelle sont contenues les eaux chaudes et froides, montées par la turbine et fournies par le réservoir du grand Bain. Le fond de la galerie circulaire est orné de faisceaux de drapeaux, du buste de S. M. l'Empereur et de l'inscription commémorative de la consécration de cette partie de l'établissement, faite solennellement, le 7 juillet 1856, par Mgr le cardinal Mathieu, archevêque de Besançon.

« Les eaux ferro-manganifères sont fournies par deux sources : la source du Puits-Romain, la source du Temple.

« Ces sources sont situées au nord-est et à peu de distance de l'établissement ; la première, dont la température est de 27°9, est un peu moins ferrugineuse que la seconde, dont la température est de 19° 6. Ces deux sources fournissent en vingt-quatre heures : la première 44,695 litres, la seconde 9,000 litres.

« Comme la température des eaux ferrugineuses est quelquefois trop basse pour certains malades, l'addition d'une petite quantité des eaux salines suffit pour les échauffer d'une manière convenable; on pourrait également chauffer les eaux ferrugineuses dans certains cas spéciaux, en la faisant circuler dans un serpentin plongé soit dans le réservoir du grand

Bain, soit dans celui des Cuvettes. » (Leconte.) C'est le système établi pour les Bains ferrugineux donnés dans les cabinets des Bains des Capucins. Cette eau est amenée dans les baignoires par des serpentins qui traversent le réservoir des Cuvettes, et acquiert ainsi une température de 33° à 34° centigr.

L'ancienne hypothèse de la formation des eaux ferro-manganésiques à l'aide d'acides organiques ne peut plus même être posée : les acides sont évidemment minéraux. Ces eaux sont primitivement carbonatées et restent ainsi quand elles sont maintenues à l'abri des agents extérieurs qui peuvent les altérer ou les transformer.

Bains des Capucins.

Ce bain doit son nom à une concession faite à la communauté des Capucins en 1685.

« Il faudrait bien se garder de penser qu'il était, comme aujourd'hui, réuni aux autres bains. Chaque source possédait son bâtiment distinct, ainsi que l'indique très-nettement un plan que je dois à l'obligeance de M. Grandmougin, plan dressé en 1760 par Michaud. » (Leconte.)

L'entrée du Bain des Capucins est située à la porte *est* de la salle des Cuvettes. Par un escalier de sept marches, on descend dans cette salle, qui est voûtée, spacieuse et bien éclairée. Au centre sont deux bassins ovales, contigus, un pour chaque sexe et pouvant contenir douze à quinze personnes. Leur longueur est de 3 mètres 60 centimètres, leur profondeur de 77 cent. Deux marches, dont l'une sert de siége aux baigneurs, conduisent au fond des piscines. Une vasque élevée au point de tangence des deux ovales, à jet continu, renouvelle l'eau des bassins. Les angles de la salle sont occupés par des cabinets qui peuvent fournir, à volonté, de l'eau saline des cuvettes ou de l'eau ferrugineuse, à l'aide des serpentins indiqués. Chaque cabinet est pourvu d'appareils à douches. L'un d'eux est réservé aux baigneurs en piscine. A l'extrémité opposée à l'entrée, est un escalier qui conduit à deux vestiaires spacieux et munis de cheminées. Deux fontaines, saline et ferrugineuse, fournissent aux buveurs. Les deux portes de la salle sont ornées chacune de deux colonnes et d'une attique. Les tubes qui amènent l'eau viennent s'ouvrir au centre de la vasque. La température constatée par M. Leconte est de 38°,9 pour le mélange des trois sources. Le jaugeage lui a fait reconnaître un rendement de 34,128 litres d'eau dans les vingt-quatre heures.

Grand Bain.

Le grand Bain est situé à l'ouest de la salle des Cuvettes, dont il est séparé par un vestibule dans lequel se trouve une turbine de la force de deux chevaux, faisant monter l'eau dans les réservoirs supérieurs, d'où, après refroidissement, on la distribue aux baignoires et aux douches. En face de la turbine est un vaste cabinet double.

« C'est, sans doute, à l'abondance de la source plutôt qu'aux dimensions de la salle que le grand Bain doit son nom. » (CHAPELAIN.)

La forme de la salle est rectangulaire ; elle renferme dix cabinets dont les murs sont faïencés en blanc. Les baignoires, comme toutes les autres, sont enfoncées dans le sol et faites en grès. Chaque cabinet possède des douches dont on peut varier la forme et la température sans aucun dérangement de la part des malades.

Le dallage de la salle recouvre un réservoir de 20,000 litres. Ce réservoir est alimenté par deux sources. L'une a son tube de captage près d'un petit escalier à l'aide duquel on descend dans le réservoir. L'orifice de ce tube est situé à 27 centimètres au-dessous du dallage.

La température de cette source, prise dans son tube de captage, est de 51°,5. A son arrivée dans le bassin, elle ne marque plus que 49°,4. Une partie de cette eau se rend dans un petit bassin du Bain neuf, et au-dessus duquel on a établi un appareil à fumigations.

L'autre source fournit 24,295 litres en vingt-quatre heures ; elle a son tube de captage près du portique qui mène au Bain neuf. Sa température marque à la source 50°,4, et, à son arrivée au bassin qui sert aussi aux fumigations, elle marque aussi 49°,6 ; elle donne 15,984 litres en vingt-quatre heures.

En levant le couvercle de la source, on voit monter régulièrement de grosses bulles du fond à la surface.

L'ensemble de la salle est d'un joli effet ; les cabinets sont séparés par des colonnes en grès bigarré ; le portique qui mène au Bain neuf est de même nature et concourt à donner à ce bain une élégante sévérité.

Bain neuf.

Au fond de la salle du grand Bain, au delà du portique, est une petite salle qu'on désigne sous le nom de *Bain neuf*. On aperçoit une jolie fontaine surmontée du buste de S. M. l'Impératrice, appelée : *Fontaine Eugénie.*

A gauche, sont des cabinets de bains ; à droite, un appareil à fumigations générales ou partielles, selon la volonté ; un vasistas à guichet permet au médecin de communiquer avec le malade. Sur le même plan, un peu plus loin, est une salle de massage. A l'extré-

mité en retour, on entre dans une vaste chambre
fermée par un double vitrage. C'est le vestiaire et le
vaporarium de la Salle des étuves.

Salle des étuves.

Cette salle, d'une grande étendue, dont les murs,
ainsi que ceux du vaporarium, sont faïencés en blanc,
forme une étuve garnie de gradins dont les contre-
marches sont percées de nombreuses bouches de
chaleur, fermées par des tampons en zinc. L'aire présente un tambour à table tournante ayant des orifices
pour correspondre avec celles du tambour. Ces ou-
vertures donnent issue aux émanations des sources
les plus chaudes, celles du grand Bain. La porte
étant fermée, le vaporarium communique avec la
Salle des étuves par un vasistas à rotation. Des cuvettes scellées dans le mur et surmontées d'un robi-
net, permettent les affusions froides sur la tête. Un
appareil à douches en pluie doit y être installé. On
peut obtenir dans cette étuve une température de plus
de 50 degrés centigrades.

De chaque côté de la Fontaine Eugénie, deux
grandes pièces sont consacrées à l'usage des douches
en pluie, des douches à haute pression, des douches
jumelles, dites écossaises. Elles sont alimentées par
l'eau saline à une température graduée selon l'indication, ou par l'eau refroidie complétement.

Bain gradué.

L'entrée du Bain gradué est au centre de la galerie vitrée. Une grande porte bronzée, à double battant, ouvre sur cinq à six marches qui conduisent dans la salle de piscine et de bains.

L'aspect de cette salle est monumental. Son architecture est vraiment remarquable et grandiose. Sa voûte majestueuse est supportée par des arcs-boutants qui reposent sur des colonnes. Le centre de la salle est occupé par un large bassin circulaire qui est divisé en quatre compartiments, deux pour chaque sexe. Le point d'intersection des cloisons est surmonté d'une sorte de sphère de laquelle, par huit becs de canards, l'eau coule constamment. Les quatre compartiments recevaient autrefois de l'eau d'une température différente : 31°, 33°, 35°, 37° centigr., ce qui l'avait fait nommer *Bain gradué.* Les deux sexes y étaient mêlés; « mais l'administration supérieure ayant exigé qu'ils fussent séparés, il a fallu donner deux compartiments aux femmes, deux autres aux hommes; chacune de ces cases étant trop petite pour y être divisée, on a dû n'admettre que les deux températures de 33° et de 36°. » (CHAPELAIN.)

M. Leconte émet l'avis qu'on eût pu conserver l'ancienne disposition, en assignant à chaque sexe une heure particulière pour prendre ses bains; car la dis-

position actuelle ne présente pas les conditions ther-
miques qu'offrait autrefois le Bain gradué, et avec
lesquelles on devait obtenir des effets qu'il est impossible aujourd'hui de réaliser. Cette lacune doit
disparaître en laissant les choses telles qu'elles sont.
La piscine du Bain des dames va être divisée en deux
et remise en usage.

La piscine du Bain gradué est alimentée par quatre
sources : la première a son captage immédiatement
au-dessous du centre du bassin; les autres sources
sont amenées dans cette colonne, mais isolément.
La température de la première source est de 36°,4, la
deuxième source a son captage en dehors de l'établissement; la température, à son arrivée dans le
bain, est de 42°,3; le rendement de cette source, en
vingt-quatre heures, est de 68,889 litres; les deux
autres sources ont leur tube de captage, l'une dans
le vestiaire de l'*est*, l'autre sous la baignoire du cabinet n° 10. La température du mélange de l'eau de
ces deux sources, à sa sortie au sommet de la colonne du centre de la piscine, est de 40°,3; leur
rendement, réuni à celui de la première source, est
de 38,240 litres en vingt-quatre heures. (LECONTE.)

Une série circulaire de cabinets, à parois faïen-
cées, forme le pourtour de la salle; ces cabinets
reçoivent leur jour par le haut. Huit cabinets sur
onze sont alimentés par l'eau chaude du Bain des
dames; trois autres reçoivent leur eau des sources
du grand Bain. On peut, dans ces trois cabinets,

prendre des bains à haute température ; l'eau froide est fournie par le réservoir de la source d'Hygie.

Quatre vestiaires sont disposés pour les deux sexes. Le pourtour de la salle forme une galerie ornée de bustes en marbre, dons de M. Clerc, ancien médecin inspecteur.

« *Cette piscine est assez spacieuse pour donner place à soixante baigneurs à la fois.* » (CHAPELAIN.)

Bains des fleurs ou de la princesse Mathilde.

Un vestibule dans lequel sont les douches ascendantes de cette partie de l'établissement conduit au Bain des fleurs. Ce nom lui venait de ce que sa source était autrefois placée dans une petite cour remplie de fleurs. Récemment réédifié, il a été dédié à la princesse Mathilde, en reconnaissance de la protection qu'elle a accordée aux thermes de Luxeuil.

Ouvert en 1860, ce bain a une élégance différente de celle du Bain impérial ; il est moins ornementé, mais d'une coquetterie charmante. Sa forme est celle d'un parallélogramme rectangulaire : il contient dix cabinets avec baignoires en grès fin poli, garnies de trois robinets : l'un pour l'eau chaude (Source des dames), l'autre pour l'eau froide (Source d'Hygie), et le troisième pour les douches vaginales (Source gélatineuse). Tous ces cabinets sont avec appareil

complet de douches : au-dessus, il existe une galerie
établie pour le service des douches. La rampe en
pierre de cette galerie est surmontée d'une rangée de
colonnettes en fonte qui supportent la toiture, dont le
centre est surélevé en belvédère vitré qui donne de
la légèreté et une vive lumière à cette salle. Au centre de la galerie inférieure sont deux charmantes
buvettes, surmontées de deux grandes glaces qui
répètent la salle à l'infini. L'eau de ces buvettes est
fournie, l'une par la Source gélatineuse, l'autre par la
Source des dames.

La Source gélatineuse a été ainsi nommée à cause
de son onctuosité, due à une grande quantité de silice qui s'y trouve en suspension.

Le résidu de l'évaporation de cette eau indique,
d'après les analyses récentes, la prédominance de
la silice et de l'alumine sur les oxydes de fer et de
manganèse.

« L'eau gélatineuse qui autrefois alimentait les baignoires des cabinets nᵒˢ 7 et 9 du Bain gradué, n'était
plus utilisée depuis une quinzaine d'années. Les
8,600 litres d'eau qu'elle fournit étaient perdus. Ils
ont été d'une grande utilité pour la construction du
Bain des fleurs. » (CHAPELAIN.)

La Source gélatineuse ou *est* fournit 2,088 litres en
vingt-quatre heures.

La source *ouest* fournit 5,760 litres en vingt-quatre
heures, ce qui donne 7,848 litres pour les deux sour-

ces en vingt-quatre heures. La température de la Source gélatineuse *est* marque 37°,6; celle de la source *ouest* marque 32°,8. (LECONTE.)

Bain des dames.

A l'extrémité nord de l'axe transversal du Bain des fleurs, un vestibule contenant deux cabinets conduit au Bain des dames. La salle ainsi nommée est spacieuse et d'une hauteur remarquable. L'eau arrive par une colonne en pierre, de forme octogone, dans un bassin creusé au milieu de la salle et pouvant contenir dix à douze personnes. La colonne s'enfonce dans le sol à une profondeur de cinq mètres, et repose sur la roche. « La température de l'eau, prise dans le tube de captage, est de 42°,4 centigr., et dans le bassin de 39°,3. Le rendement est de 53,136 litres en vingt-quatre heures. » (LECONTE.)

Autour du bassin, sous le dallage, est un réservoir qui alimente le Bain des fleurs, les deux cabinets contigus et huit cabinets du Bain gradué.

Une grande quantité de gaz azote s'en dégage continuellement; le dépôt de cette source est noirâtre et contient beaucoup d'oxyde de manganèse et de sesquioxyde de fer.

Ce bain, si riche en minéralisation et en thermalité, va être remis en usage. On divisera le bassin en deux compartiments. On peut espérer de bons résultats d'immersions de quelques secondes, surtout dans les rhumatismes chroniques, etc.; mais il faudra une surveillance constante du médecin dans un bain à une température aussi élevée.

Cette salle possède deux vestiaires et deux cabinets de douches.

Bain des Bénédictins.

Ce bain a été appelé des *Bénédictins,* d'une concession faite en 1684 à la communauté de ce nom.

Placé à l'extrémité *sud* de la galerie vitrée, cette salle de forme carrée, à laquelle on accède par trois marches, est précédée d'un chauffoir pour le linge. Le bassin de la piscine est circulaire et présente quatre saillies renfermant des marches pour arriver au fond. Le diamètre est de 4 mètres, la profondeur de 70 centimètres; il peut contenir vingt-quatre personnes; il est alimenté par deux sources qui fournissent en vingt-quatre heures 18,000 litres d'eau, dont la température ne s'abaisse jamais au-dessous de 35°. Cette piscine ne sert qu'aux femmes; mais on va lui rendre son ancienne destination en la divisant par une cloison. Aux angles sont deux vestiaires.

« L'abondance de la Source des Bénédictins permet de donner à la piscine qui porte ce nom, comme à toutes celles de Luxeuil du reste, des bains à l'eau courante. On trouve dans cette station un avantage incontestable, et beaucoup trop rare dans la plupart des établissements thermaux de France, où deux motifs, la disette d'eaux minérales et quelquefois une incurie regrettable, empêchent d'instituer ce moyen balnéo-thérapique si précieux. » (ROTUREAU.)

Fontaine d'Hygie. « La Fontaine d'Hygie, à laquelle MM. Révilliout et Chapelain donnent à tort le nom de *Fontaine savonneuse,* ce qui tend à la faire confondre avec la *véritable Source savonneuse,* est située dans le parc, environ à 150 mètres au nord-ouest de l'établissement. Son tube de captage est placé au fond d'un puits carré assez profond, qui est recouvert par une large dalle ou pierre. La température de l'eau, prise dans le tube de captage, est de 29°,8, et, à son arrivée dans la petite vasque, de 29°,5. Le rendement, en vingt-quatre heures, est de 5,944 litres. La légèreté de cette eau la fait employer comme boisson par un grand nombre d'habitants, en raison de la température très-élevée que possède l'eau des puits de la ville. (LECONTE.)

La Fontaine d'Hygie forme une jolie grotte. Trois marches conduisent au prétoire qui donne accès à cette source, dont l'eau toujours coulante tombe dans une coquille en marbre. Le trop plein en est reçu dans un réservoir de 20,000 litres placé sous un talus du jardin; refroidie, elle alimente le Bain des fleurs et les cabinets du Bain gradué.

Source savonneuse. Cette source ne fournit plus d'eau depuis longtemps. M. Leconte a fait découvrir son tube de captage, qui est situé dans l'angle formé par les deux ailes de l'établissement ; ce tube est en partie comblé par des décombres. « Quelques travaux peu coûteux suffiraient sans doute pour rendre à cette source son ancienne abondance. » (LECONTE.)

La Source savonneuse acquit une grande célébrité pendant une épidémie de dyssenterie qui, en 1709, désola une partie de la Franche - Comté. On fut obligé de placer des gardes près de cette source, afin de régulariser la distribution de cette eau, qui guérissait, dit-on, tous les malades qui en buvaient.

Source pour les yeux. A la base des piliers du portique du bâtiment *sud*, sont deux fontaines à eau toujours coulante : l'une, à l'ouest, fournit de l'eau ferrugineuse pour l'usage des habitants ; l'autre, au pilier *est*, fournit l'eau de la Source pour les yeux, qui émerge à un mètre plus bas que la superficie du sol. Un escalier de quelques marches conduit aux prétoires de ces fontaines.

Les résultats obtenus par M. Leconte, sur la température de cette source, diffèrent de ceux indiqués par M. Chapelain, qui accuse 36 degrés et 720 litres en vingt-quatre heures. Son nom lui vient de ce qu'elle est généralement estimée dans les maladies des organes de la vue.

Source Eugénie. Cette source d'eau douce froide était autrefois désignée sous le nom de *Fontaine de M. Martin.* Elle est située à l'extrémité nord du parc. D'après Braconnot, sa température est de 17°,5. Il considère cette eau comme une des plus pures que l'on connaisse. Elle est amenée dans le Bain neuf à la *fontaine Eugénie,* et sert à faire des affusions froides.

Source des abeilles. « Cette source, que M. Chapelain a confondue avec la véritable *Source savonneuse,* est située près des colonnes *ouest* du portique d'entrée.

« Le rendement de cette source est presque insignifiant ; elle ne fournit que 360 litres en vingt-quatre heures ; la température en est de 31°,3. Cette source est abandonnée. » (LECONTE.)

D'autres sources de très-bonne eau jaillissent des fontaines qui décorent la cour d'honneur.

Derrière l'établissement, une tranchée maçonnée divisant le parc collectionne les eaux qui descendent des montagnes. Ces eaux, reçues dans un large conduit en fonte, servent de forces motrices à la turbine.

CHAPITRE III

Aménagements de l'établissement.

––◦◦◦––

« D'après les faits nombreux consignés dans ce travail, dit M. Leconte (*Ann. d'hydr. méd.*, p. 759), on voit que l'établissement thermal de Luxeuil est l'un des mieux organisés que la France possède; non-seulement les eaux salines et ferrugineuses y sont abondantes, mais encore l'*aménagement* de toutes les parties de cet établissement ne laisse rien à désirer sous le rapport du *luxe* et des *détails du service*.

« Les malades, même les plus difficiles, peuvent trouver, dans cet établissement, les bains en baignoires les mieux organisés, des piscines d'un grand confortable dans lesquelles l'eau se renouvelle sans cesse, des douches de toute sorte et à toutes les températures. On peut donc y suivre tous les traitements dans lesquels l'emploi des eaux thermales légèrement

salines et des *eaux ferrugineuses* est indiqué. La composition des eaux de Luxeuil (*eaux salino-thermales*)
se rapproche jusqu'à l'identité des eaux thermales
de Plombières ; par conséquent, elles peuvent être
employées dans les mêmes maladies.

« *Outre les eaux salines*, l'établissement de Luxeuil
« possède des *eaux ferrugineuses manganésifères très-*
« *légèrement arsenicales*, dont l'usage peut rendre de
« grands services, non-seulement dans le traitement
« de la chlorose et de certaines hémorragies passives,
« mais encore dans les cachexies, que l'on rencontre
« si souvent à la suite des fièvres paludéennes, surtout
« celles d'Afrique. »

Les conditions qui importent à un traitement hydro-
thermal sont multiples ; elles résident dans les appareils, la combinaison des moyens et leur application.
« De l'aménagement dépendent l'intégrité, la conser-
vation et l'usage rationnel des sources minérales depuis l'émergence jusqu'aux lieux d'emploi. » (LOMET
et MOISSET.) Grâce aux travaux habiles de notre ingénieur en chef M. J. François, ces premières et indispensables conditions ont été parfaitement remplies.
Tout a été disposé de façon à pouvoir combiner les
différentes eaux sans que leur mélange se fît aux dé-
pens de leurs propriétés. Les appareils ne laissent
rien à désirer, ce qui est considéré par les hommes
spéciaux et les médecins hydrologues les plus expé-
rimentés, comme l'une des conditions les plus importantes.

Voici ce qu'on lit dans la préface (p. VIII) du *Diction-naire général des eaux minérales* (1860) :

« Nous sommes entrés dans des développements assez étendus au sujet des appareils et installations balnéo-thérapiques, qui forment une *partie intégrante* du traitement thermal, et *jouent un grand rôle* dans quelques-unes de ses applications. »

A Luxeuil, la pratique confirme ces diverses appréciations. Les deux groupes de sources distinctes rendent des services incontestables par la combinaison facultative des eaux entre elles. Ainsi la température de l'eau ferro-manganifère peut être élevée par les eaux salines en même temps que mitigée dans son action tonique, sans que l'intégrité de chacune en souffre. Par ces moyens, on peut établir graduellement la tolérance, soit en bain, soit en boisson. On peut épargner ainsi à des organisations trop susceptibles des luttes toujours pénibles, souvent dangereuses, quelquefois impossibles, chez les personnes épuisées ou débiles qui n'ont aucune puissance réactionnelle.

On évite ainsi les impressions d'une température relativement trop basse et dont l'application, prolongée pendant quelques instants seulement, donne des frissons dits nerveux, des décolorations à la périphérie, des congestions centrales. Ne sont-ce pas des moyens précieux que ceux qui permettent d'acclimater, en quelque sorte, les malades à l'emploi des eaux qui sont destinées à leur rendre la santé? Il ne faut

pas le perdre de vue, les eaux ferro-manganifères
reconstituantes ne s'administrent qu'à des enfants
dont la nature est primitivement chétive ou ruinée
par les maladies, à des jeunes filles languissantes, à
des femmes épuisées, ou, ce qui est plus fâcheux encore, à des anémiques ou à des cachectiques qui ont
longtemps souffert et qui n'offrent plus de ressources
à la médication ordinaire.

L'expérience démontre que, dans beaucoup de cas,
habituer un malade au traitement hydro-thermal,
c'est déjà un commencement de guérison ou d'amélioration.

Ces réflexions m'amènent à rapporter ici l'observation suivante :

Mademoiselle X...., après avoir suivi de nombreux traitements dirigés par d'habiles praticiens, fut en 1861 envoyée
aux eaux de Luxeuil. L'organisme de cette malade était arrivé à un tel degré de susceptibilité nerveuse générale et
surtout de gastralgie, que la médication aux doses les plus faibles était, pour ainsi dire, impossible. Ces troubles de l'innervation étaient compliqués d'altérations prononcées du côté du
bassin, abaissement, gonflement du col ; leucorrhée abondante, pesanteurs, tiraillements lombaires, impossibilité de
supporter un pessaire quelconque. La menstruation, labo-
rieuse d'abord, devenait foudroyante. Je le répète, toute médication magistrale était intolérable.

Je commençai le traitement avec des précautions inouïes.
J'essayai en boisson les eaux les plus faibles, par cuillerées.
Je tentai le bain le plus sédatif que, pour complaire à la ma-
lade, je fis additionner d'amidon. La seule pensée de se

mettre dans l'eau lui donnait ce qu'elle appelait une fièvre
nerveuse. Cependant une grande puissance de raison et un vif
désir d'améliorer son état la déterminèrent. Ce premier bain,
sous ma direction, fut de quelques minutes ; le deuxième et
le troisième eurent une plus longue durée. A la quatrième
balnéation, l'amidon fut supprimé. Journellement on faisait
quelques progrès, et vers le dixième jour, on put rester pendant trente-cinq à quarante minutes. Je fis administrer alors,
dans la région dorsale, des douches d'une durée de quelques
minutes, à une très-faible pression et à jets très-finement divi-
sés ; je ramenai la douche vers les régions épi et hypogastrique, et après une quinzaine de jours de ce traitement gradué,
j'obtins la tolérance de bains de quarante minutes et de douches en arrosoir de dix minutes. La susceptibilité générale diminua d'une manière sensible. J'associai à l'eau saline une
certaine quantité d'eau ferro-manganique ; je prescrivis des
irrigations vagino-utérines de l'eau ferrique à une température de $+20°$ centigrades, continuées pendant vingt minutes. L'eau la plus légère, celle de la source d'Hygie, fut
supportée aux repas et dans la journée, en ayant soin d'y
joindre quelque substance alimentaire, telle que chocolat
sec, biscuit, et même une croûte de pain.

L'époque de la menstruation arriva : les phénomènes pré-
curseurs furent laborieux et pénibles. J'eus recours à un bain
sédatif chaud et de courte durée, qui amena l'éruption des
règles : je les laissai couler pendant quatre jours. Comme de
coutume, elles prirent les proportions d'une perte ; ce qui
annihilait le peu de forces acquises : le pouls devenait fréquent et petit, la peau froide et décolorée ; les muqueuses
labiales bleuissaient. J'ordonnai un bain de la manière suivante : La malade fut placée dans une baignoire vide ; j'y fis
arriver l'eau ferro-manganifère par le fond et à sa température naturelle qui est de $+27°$ à 28° centigrades. Le niveau
du bain ne dépassa pas celui des hanches, et la température

s'abaissa à 26° centigr., la durée fut de dix minutes. Après trois balnéations de ce genre qui furent bien supportées, les accidents hémorragiques cessèrent; le flux menstruel reprit son cours normal en diminuant graduellement. Je continuai ce mode d'administration jusqu'à la fin du traitement, qui a duré un mois, et dans les derniers temps, je pus faire prendre deux bains par jour, appliquer des douches dorsales, lombaires et épigastriques. Les règles ayant cessé, les forces revinrent; les pertes blanches diminuèrent sensiblement; les douleurs lombaires et épigastriques furent moins vives.

Je ferai remarquer que, malgré l'état congestif supplémentaire déterminé par la menstruation, la malade put se passer du pessaire, même en se livrant à la marche dans son appartement.

Pour mieux faire connaître ce cas qui ne manque pas d'analogues aux thermes de Luxeuil, mais qui présente des caractères pathologiques qui lui sont propres, je crois devoir transcrire ici une partie de la consciencieuse consultation écrite du médecin habile qui a donné des soins à cette personne et l'a envoyée à nos eaux.

Mademoiselle X...., âgée de quarante-deux ans, d'une forte constitution, d'un tempérament éminemment nerveux, pâle, affaiblie par des règles exagérées et de flueurs blanches abondantes, doit l'aggravation qu'elle a ressentie, depuis environ deux ans, dans la susceptibilité nerveuse générale, l'exagération des menstrues, la faiblesse et les douleurs du bas-ventre, à une affection très-tenace et incommode de sa nature, je veux parler d'un déplacement de la matrice.

En effet, par un double toucher, j'ai reconnu que cet organe est fort abaissé et fort incliné en avant : que de plus, il est infléchi sur sa face antérieure au point de jonction du corps avec le col et que ce dernier a subi, dans son extrémité vaginale, un léger ramollissement que le doigt reconnaît aisément. Dans cette situation la matrice, comme emprisonnée, subit de la part des organes voisins, de la vessie, du rectum particulièrement, une pression notable et réagit sur ces derniers de manière à produire et expliquer les différents troubles fonctionnels et organiques éprouvés par la malade.

Voilà un état bien caractérisé. Je répète que les médications les plus rationnelles ont été infructueusement tentées. J'ai indiqué l'intolérance générale au début, la période menstruelle pendant le cours de la cure. Il y avait eu évidemment une amélioration dans cet organisme si éprouvé. La malade, dans les derniers temps de son séjour à nos eaux, avait pu se livrer à quelques occupations de l'esprit : faire des lectures, sa correspondance, se promener à pied en plein air.

Les douches ascendantes avaient vaincu une constipation opiniâtre et rendu les garde-robes journalières. La saison étant trop avancée, il ne fut pas possible de laisser reposer la malade pendant un temps suffisant pour recommencer une cure.

CHAPITRE IV

Développement de Luxeuil. — Aperçu sommaire du séjour
et des effets des eaux ferro-manganifères.

M. Leconte, après avoir tracé un tableau qui démontre que le nombre des baigneurs venus à Luxeuil
a plus que doublé en quelques années (1,063 pour
l'année 1861), ajoute :

« Le tableau qui précède montre que le nombre
des malades qui fréquentent Luxeuil tend à s'accroître
de plus en plus, *à mesure que l'efficacité de ses eaux est
mieux appréciée et des médecins et des malades;* enfin
il est une autre raison qui tend encore à accroître la
population flottante de Luxeuil, c'est que, dans cette
ville, le luxe n'inflige pas aux malades une représentation toujours très-onéreuse. »

Le séjour y est tranquille et sérieux. Les jeunes
filles et les femmes viennent y reconquérir les éléments cruoriques et globulaires que la chlorose, la
chloro-anémie leur ont fait perdre ; elles y rétablissent

les fonctions essentielles à la santé quand elles sont
tardives, irrégulières, insuffisantes ; elles s'y débar-
rassent de ces affections qui attristent, entravent leur
vie ou condamnent les jeunes femmes à une stérilité
qui est la conséquence de leur état maladif ; elles sen-
tent se calmer ces vives douleurs et ces inquiétudes
sur l'avenir, à cette époque de la vie des femmes où
il se fait des modifications profondes de l'organisme
d'où dépend quelquefois le bonheur de leur existence.

A Luxeuil, les troubles fonctionnels s'amendent ou
disparaissent, et des états jugés alarmants, parce qu'ils
sont rebelles à toute médication, s'améliorent. Les
appareils de contention sont laissés, les engorgements
diminuent ou se résolvent, les pesanteurs, les élan-
cements dans le bassin cèdent ; l'espérance renaît et
les malades reportent au moins à leur médecin habituel des dispositions organiques plus favorables à la
médication pharmaceutique.

A ces sources ferro-manganifères thermales, on
vient se reconstituer d'une façon spéciale de ces dé-
périssements, suites de maladies chroniques des intestins, de grandes opérations de chirurgie, des sup-
purations abondantes, des pertes de sang, qui n'ont
laissé qu'appauvrissement et débilité.

Dans son volume des principales eaux de France,
M. le docteur Rotureau, qui a visité les sources de la
France, de l'Allemagne et de la Hongrie, s'exprime
ainsi à la page 194 :

« J'attire l'attention sur cette dernière particularité
(la thermalité), parce qu'il n'y a pas en France d'autre source ferrugineuse thermale que celle de Luxeuil,
et qu'en Europe même je ne sache pas qu'il y en ait,
dans ces conditions de température, d'autres que
celles de Szliacs (en Hongrie). J'ai parlé en détail de
ces dernières sources dans le volume des principales
eaux de l'Allemagne, et j'ai établi les comparaisons
qui, à mon sens, rapprochent Szliacs et Luxeuil. »
(Voir *Eaux de l'Allemagne et de Hongrie*, p. 505 et
suiv.)

Avant d'indiquer les états morbides dans lesquels
les eaux ferro-manganifères sont salutaires, je crois
devoir rapporter les observations suivantes :

1re Observation.—M. X., âgé de trente-deux ans, d'une bonne
constitution, fut pris, il y a plusieurs années, de dérangement
dans les digestions stomacales. Les vomissements suivirent
les repas, tantôt immédiatement, tantôt plusieurs heures
après l'ingestion alimentaire. Aucun symptôme ne révélait
une lésion du ventricule. La constipation était devenue ha-
bituelle et presque invincible. Le sujet devenait gras et d'une
certaine flaccidité, malgré sa bonne constitution.

Une douleur dans la région épigastrique attira son
attention. Il remarqua une petite tumeur du volume d'une
noisette, faisant hernie sous la peau et sur le trajet de la
ligne blanche. Il appuya sur cette tumeur qui céda sous le
doigt. Il ressentit une vive douleur qui retentit à l'estomac.
Il consulta plusieurs médecins qui diagnostiquèrent une
hernie épiploïque, ce qui me parut exact. On prescrivit un
bandage contentif qu'il ne put supporter, et que l'on modifia

inutilement de diverses manières. Il fut envoyé aux eaux de
Luxeuil, après avoir eu recours aux bains de toutes sortes et
à diverses températures.

Le malade, qui avait fait autrefois usage de l'hydrothérapie, fut mis d'emblée aux bains ferro-manganifères à une
température de + 27° centigr., et d'une durée d'une heure et
demie à deux heures. Après dix bains, il se trouva mieux et
je crus devoir lui appliquer *loco dolenti* des douches froides
en arrosoir très-divisé, et pendant quelques minutes. Ces
douches rapides et n'effleurant que la peau ne purent être
supportées. Je les dirigeai alors vers le voisinage de la lésion,
sans toucher à cette dernière. Après quinze jours, une amélioration sensible s'étant manifestée, j'appliquai la douche
sur la région épigastrique ; elle put, non-seulement être supportée, mais continuée pendant dix minutes ; je pus augmenter la pression, arriver au jet unique et le baigneur de service me remplaça.

Les douches ascendantes avaient amené l'exonération
régulière de l'intestin. Je fis boire l'eau alcaline des cuvettes dans la journée et aux repas. Les vomissements cessèrent et les douleurs disparurent. Pendant le mois qu'a duré
la cure, il n'y a eu ni gêne, ni dérangement gastro-intestinal.

L'amélioration s'est soutenue, et deux mois après ce traitement, M. X... m'écrivait :

« J'ai un peu souffert les quelques premiers jours après
mon retour ; mais depuis je vais très-bien. Il est certain que
j'éprouve une *très-notable amélioration*, et qu'au mois de
juillet prochain, je compte bien retourner à Luxeuil. »

Quelle analyse explicative doit ressortir de ce fait ?
Elle me semble complexe. Serait-ce une hypothèse
improbable que de dire que l'eau ferro-manganifère
a agi d'une manière tonique sur la peau et sur les

tissus sous-jacents, par absorption directe? Je n'ai
aucun scrupule à admettre cette action, puisque les
signes pathologiques et les accidents avaient cessé
lorsque j'eus recours aux douches. Celles-ci, en agissant de la même manière, ont hâté les améliorations;
et, de plus, par leur choc, elles ont rendu la tumeur
et les organes voisins moins sensibles et moins im-
pressionnables. Le rétablissement des fonctions déjectives, des digestions régulières, quelle que fût la
nature des aliments (jambon, choux, écrevisses),
fut-il dû à l'emploi des douches ascendantes, à l'usage
abondant des eaux salines en boisson? S'il est dif-
cile de distinguer la part exacte de chaque moyen,
on peut admettre, sans hésiter, que les bains et les
douches ont été les premiers et les principaux agents.
Il y a eu là un effet surtout minéral et hydrothérapique.

2ᵉ OBSERVATION.— Madame X., âgée d'environ quarante ans,
ayant été mère de trois enfants, d'une forte constitution,
était atteinte, depuis cinq ans, d'un abaissement considérable de l'uterus. Le col, tuméfié et douloureux à la partie
latérale droite, avec un léger ramollissement, se présentait
à la vulve. Outre les soins assidus qu'elle avait reçus chez
elle, cette malade avait suivi un long traitement hydrothérapique duquel il était résulté du soulagement, un an aupara-
vant. Mais les fatigues de la vie sociale avaient détruit les
bons effets obtenus et ramené l'état que j'ai indiqué. Cette
dame arriva à Luxeuil dans une impossibilité complète de
la marche, en proie aux vives douleurs de l'organe malade et
de la compression qu'il exerçait sur les organes voisins.

L'emploi du pessaire à insufflation et de la ceinture hypogastrique était indispensable.

Dès le début, je prescrivis le bain ferro-manganifère d'une
heure et demie à 26° ou 27° centigr. Les premiers bains mo-
dérèrent les phénomènes que j'ai indiqués, un mieux sensible se fit sentir. Je voulais continuer le traitement de cette
façon, me bornant aux balnéations prolongées ; mais je fus
tellement sollicité par la malade, que j'y ajoutai les irrigations froides d'une durée d'une heure et les douches horizontales à 16° centigr., à percussion modérée d'abord, à jet
divisé, puis graduellement amenées au jet unique et à haute
pression. Les lombes d'abord, puis l'hypogastre et les aines,
reçurent le choc de l'eau. Les douches ascendantes froides
ne furent pas oubliées. Après trois semaines de ce traitement, le gonflement diminua, la douleur, localisée à son
côté droit, s'amoindrit. Je pus constater ces changements
par un second toucher.

L'époque des règles arriva ; cette fonction s'accomplit sans
troubles notables. Après quatre jours de repos, je fis repren-
dre le traitement, qui fut rendu plus énergique. Les bains
eurent une durée de deux heures ; les douches froides à
haute pression et forte percussion, dans la salle des douches
écossaises, furent répétées le matin, et l'après-midi, et de dix
minutes chacune.

Vers la fin de la cinquième semaine, cette malade put faire
de l'exercice à pied. Elle avait quitté le pessaire. Toutes les
gênes et douleurs avaient disparu. Le traitement fut de
soixante jours.

Dans ce cas, les ligaments utérins ont repris de la tonicité,
l'état congestif habituel a cédé complétement ; la portion du
col, sensible au toucher, et même pendant la marche, a été
guérie par l'ensemble du traitement ; mais surtout par l'action des bains prolongés et des affusions froides ferriques,

nommées irrigations, qui imprègnent, sans choc ni heurt, les organes sur lesquels on les dirige. Les douches ascendantes ont facilité ces différentes résolutions en débarrassant l'intestin, et les secousses produites par les douches à haute pression ont imprimé aux régions malades et à tout l'organisme une stimulation qui a concouru, pour sa part, à ces heureuses modifications. Il n'a été fait usage d'aucune espèce d'eau en boisson ; le traitement a été exclusivement externe, c'est-à-dire balnéo-thérapique.

CHAPITRE V

Maladies dans lesquelles les eaux ferro-manganifères sont utiles.

---·~∞~·---

« Les eaux minérales ferrugineuses et le fer constituent les médicaments les plus usités dont l'indication
se rencontre le plus communément, et les maladies
dans lesquelles on les emploie sont fréquemment
d'une opiniâtreté désespérante. » Telle est l'appréciation, généralement admise d'ailleurs, des auteurs du
Dictionnaire des eaux minérales (Paris 1860), sur ces
agents thérapeutiques.

Par leur constitution naturelle, complexe, les eaux
ferro-manganifères thermales de Luxeuil méritent un
des premiers rangs dans la médication appelée à
triompher de ces maladies rebelles et d'une opiniâtreté désespérante. Chaque saison fournit des preuves
de leur efficacité.

Les sujets lymphatiques, à constitution molle, chez
lesquels la circulation lente, la peau pâle, les mu-

queuses décolorées et bleuâtres, la faiblesse, l'empâ-
tement des tissus annoncent un état anémique, en
retireront de grands avantages. Ces eaux régénèrent
le sang, augmentent la tonicité générale de l'organisme, épaississent les fluides, condensent les solides
et déterminent des modifications qui ramènent les
fonctions organiques à de bonnes conditions de vitalité. (CHAPELAIN.)

Les chloroses et les anémies légères ou acciden-
telles, les chloroses ou les chloro-anémies profondes
et constitutionnelles, sont victorieusement combattues
par l'assimilation du principe ferro-manganésien, qui
restitue à ces économies appauvries l'élément ferreux
et globulaire qui leur faisait défaut.

Ces eaux sont utiles contre l'aménorrhée, la dysménorrhée. Elles tempèrent ces règles trop abondantes dépendant du relâchement ou de la débilité
de l'organe utérin ; elles modifient ces hémorragies
foudroyantes chez les femmes atteintes d'une lésion
du col, en amendant l'état pathologique.

J'appelle ici vivement l'attention des médecins et
surtout de ceux qui s'occupent spécialement des maladies des femmes : je les engage à recourir à ces
eaux ferro-manganésiennes, dans les catarrhes nombreux du col utérin qui ont pour cause les restes de
ces maladies de jeunesse chez les hommes, affections
catarrhales simples ou primitivement syphilitiques,
si minimes et si intermittentes que les malades en
ont à peine la conscience et nullement le scrupule.

7

Ces légers suintements de l'urètre, que les médecins
les plus éclairés regardent comme inoffensifs pour
les produits de la conception, n'ont pas la même inno-
cuité pour le col de la matrice.

Tous les médecins spéciaux auxquels j'ai soumis
cette théorie des causes du catarrhe du col sans lésion, en ont reconnu l'exactitude. Dans ces cas, par
les bains, les irrigations ferro-manganésiens, on obtient d'incontestables succès.

« Les malades épuisés par des pertes de mucus de
tous genres; ceux qui sont atteints d'hydropisies passives dues au séjour dans des habitations humides et
froides; qui sont sous l'influence de fièvres intermittentes automnales; qui présentent des affections
scrofuleuses, la cachexie scorbutique, le rachitisme,
des engorgements abdominaux lents et sans fièvre,
profitent notamment des effets salutaires de ces eaux. »
(Chapelain.)

J'ai vu céder des fièvres intermittentes quotidiennes,
compliquées de diarrhées abondantes, à l'emploi des
bains ferro-manganésiens pris en piscine, à basse
température et prolongés pendant deux heures.

J'ai retiré de ces eaux de très-bons effets chez plusieurs malades affaiblis par des pertes séminales ou
des prostatorrhées. Les bains prolongés, les douches
ascendantes, les douches périnéales avec une certaine
percussion, ont déterminé des guérisons à peu près
complètes; j'ai vu aussi par les mêmes moyens cesser
des relâchements muqueux du canal urétral.

Deux malades, du sexe masculin, asthéniques, presque aphones, gênés par la présence de mucus laryngiens collants, ont été soumis au traitement des mêmes bains, des douches cervicales antérieures ; après quinze jours, j'ai constaté de notables améliorations, et, à la fin de la cure, qui a été aussi interne et qui a duré un mois, les malades sont repartis guéris.

Les affections rebelles du derme sont, en général, heureusement modifiées sous l'influence de l'action des petites quantités d'iode et d'arsenic.

Ces eaux ont-elles le privilége de faire cesser la stérilité? Prise dans le sens absolu, cette question doit être résolue négativement. Il n'en est plus de même quand il s'agit de la stérilité dépendante de lésions du corps ou du col de la matrice, telles que atonie, ramollissement, pertes blanches ou sanguines exagérées, ou enfin certains déplacements. Les eaux ferro-manganifères en ramenant l'état normal déterminent l'aptitude à la conception.

Telles sont, en résumé, les sortes d'affections qui sont soulagées ou guéries aux thermes ferro-manganésiens de Luxeuil. Par cet aperçu, il sera facile aux médecins d'apprécier les cas où ils peuvent espérer pour leurs malades des effets salutaires.

Les dépôts des eaux ferro-manganifères appliqués sur les ulcères atoniques, les engorgements des glandes, les périostoses et quelques tumeurs des articulations ont produit de bons résultats.

M. le docteur Chapelain attribue ces heureux effets à la présence du phosphate et de l'arséniate de fer, à l'oxyde de fer, ainsi qu'au silicate de manganèse et de baryte.

Aujourd'hui que la composition est mieux connue, c'est au sulfure d'arsenic, à l'iode, au sesquioxyde de fer, à l'oxyde rouge de manganèse, contenus dans ces dépôts, qu'il faut attribuer ces heureux effets. Ne peut-on pas admettre qu'un traitement général, en modifiant l'idiosyncrasie du malade, aide à l'action topique?

CHAPITRE VI

Études des effets physiques et physiologiques de l'hydrothérapie
simple et de la balnéo-thérapie thermo-minérale.

———

Pour mieux étudier les effets produits par la balnéo-
thérapie thermo-minérale, et principalement par la
balnéo-thérapie ferro-manganifère, je crois devoir
examiner d'abord l'action de l'eau simple, c'est-à-dire
de l'hydrothérapie ordinaire.

En hydrothérapie, les effets physiques et physiologiques déterminés par l'application extérieure de l'eau
froide, tempérée ou chaude, sont complexes et entièrement différents.

Bégin a publié d'intéressantes études sur ce sujet.
Une grande divergence d'opinions a régné sur l'application de l'hydrothérapie, divergence qui a tenu à
l'absence d'études analytiques complètes. De là sont
venues ces appréciations si opposées, les unes affir-
mant que les bains froids sont sédatifs, les autres
qu'ils sont stimulants.

Cette question, si difficilement résolue par les auteurs, a été étudiée d'une manière toute spéciale par M. le docteur Gilbert-Dhercourt, qui s'est efforcé de combler cette lacune en se livrant à des recherches microscopiques et thermométriques. Dans la *Gazette médicale de Lyon* (n[os] **21, 23** et **26, 1856**), il dit que l'on doit distinguer deux modes d'effets causés par le froid.

Il s'exprime en ces termes :

« Les effets qui résultent de son action propre, « ce sont les effets physiques ; et ceux qui sont l'ex- « pression de la résistance vitale, ce sont les effets « physiologiques.

« L'eau froide agit en soustrayant du calorique ani- « mal ; son action propre est donc toujours réfrigé- « rante, et, à moins d'attacher à cette expression une « autre signification, il est difficile d'admettre que « cette action, au moins primitivement, puisse avoir « tantôt ce caractère, tantôt ne l'avoir pas. La réfrigé- « ration s'exerce d'abord au point de contact et ne « s'étend que difficilement aux couches profondes. « M. Velpeau a constaté, en effet, que l'anesthésie « produite par le froid sur la peau diminuait au fur « et à mesure qu'on atteignait les couches plus pro- « fondes. »

L'expérience de M. Gilbert-Dhercourt confirme cette observation de M. Velpeau et démontre, en outre, que la caloricité est, à cet égard, soumise aux mêmes lois.

Le même auteur dit :

A 4° + 0° centigr. et au-dessous, le froid éteint la sensibilité et la contractilité musculaire, arrête la circulation capillaire dans les points de contact, qui pâlissent et dont la température s'abaisse thermométriquement ; il se produit une véritable coërcition du mouvement vital ; cet effet ne varie presque jamais ; le réveil des phénomènes vitaux n'a lieu que quelque temps après que l'action du froid a cessé et qu'il se fait spontanément, si celle-ci n'est pas trop puissante et trop prolongée ; dans le cas contraire, ce réveil exige l'aide de moyens artificiels.

Au-dessus de + 5° centigr. la coërcition du mouvement vital est moins subite et moins forte, la circulation capillaire résiste quelques secondes à l'impression du froid. Cependant, si celui-ci agit au delà d'une ou deux minutes, il détermine des effets analogues aux précédents, c'est-à-dire des effets essentiellement physiques.

Entre + 10° et + 14° centigr., la coërcition du mouvement vital n'a pas lieu ; le cours du sang dans les capillaires superficiels n'est pas suspendu, il n'éprouve que de courtes oscillations. Une légère décoloration paraît cependant, mais, après une minute environ, le cours des globules reprend une nouvelle activité ; il redevient plus accéléré qu'avant l'application du froid. Les vaisseaux sont manifestement plus pleins et plus rouges. La réaction vitale paraît donc ici dans toute sa puissance ; les effets auxquels elle donne lieu sont ceux que nous appelons physiologiques. Mais si l'application réfrigérante à cette température est prolongée au delà de sept à huit minutes, le cours du sang se ralentit de nouveau, les vaisseaux se décolorent une seconde fois et la circulation capillaire s'arrête complétement. Alors l'action prolongée du froid a comprimé la résistance vitale et a dissipé les effets physiologiques qui en étaient la manifestation.

Entre $+20°$ et $+24°$ centigr., les effets sur la caloricité et la circulation ne deviennent sensibles qu'après quarante minutes de contact; ils consistent dans un léger abaissement de température de la partie soumise à l'expérience, dans un léger ralentissement du cours du sang et une faible décoloration des vaisseaux. Ces phénomènes ne sont jamais précédés par aucun de ceux qui décèlent un mouvement de réaction vitale.

Ces résultats fournis par l'expérimentation s'accordent avec les phénomènes observés pendant les bains froids et les bains tempérés. En effet, au moment de l'immersion dans l'eau froide à $+10°$ ou à $+14°$ centigr., on éprouve une vive sensation de froid, une forte soustraction de chaleur et un spasme général : la respiration est saccadée et anhéleuse ; le pouls est concentré et dur ; la peau devient plus ferme en même temps qu'elle pâlit. C'est à ces phénomènes qu'on peut donner le nom d'effets primitifs et affectifs : mais après une minute ou deux de séjour dans l'eau à cette température, la respiration devient plus ample et plus libre ; le pouls reprend de la force et de la plénitude ; la peau se colore au delà du ton naturel ; les mouvements acquièrent plus d'énergie et plus de liberté ; une sensation de chaleur et de picotements se répand sur toute la surface du corps et l'accompagne d'un bien-être réel. Suivant M. le docteur Gilbert-Dhercourt, ce sont là les effets secondaires ou réactionnels qui se prolongent encore quelque temps après le bain, si celui-ci cesse aussitôt après que la réaction s'est manifestée. Au contraire, si le bain est prolongé au delà de six à huit minutes, les signes de la réaction s'effacent graduellement ; ils sont alors remplacés par le retour de la sensation de froid, par un tremblement général, par la rigidité des membres, la pâleur et l'insensibilité de la peau et par un engourdissement général. Ces phénomènes constituent les phénomènes tertiaires, déprimants ou sédatifs indirects ; ils augmentent en raison de la durée directe du bain, et après celui-ci, le retour à l'état normal ne peut avoir lieu qu'à l'aide d'un réchauffement artificiel.

Si l'eau d'un bain a une température plus rapprochée de celle de l'homme ; si elle varie seulement entre $+22°$ et $+26°$ centigr., les choses se passent autrement. Ici plus de saisissement, plus d'impression pénible. Au contraire, le baigneur éprouve une sensation agréable ; le pouls et la respiration n'éprouvent pas de modification notable ; la peau garde son coloris naturel. En un mot, on ne remarque aucun des effets primitifs observés dans le bain à $+10°$ ou $+14°$ cen-

tigr. Par la même raison, les effets secondaires ou
réactionnels font également défaut. Néanmoins, après
vingt minutes de séjour dans ce bain, on peut constater déjà une diminution notable de la chaleur animale, et si le bain est suffisamment prolongé, on voit
également arriver les frissons, un tremblement général et même l'engourdissement aussi bien que dans
les cas précédents: seulement, ils ne se produisent
qu'après un temps beaucoup plus long, deux ou trois
heures par exemple. Quoique ce résultat soit le même
au fond, il doit être cependant distingué avec raison
du précédent en ce qu'il se produit, en quelque sorte,
primitivement, et l'effet déprimant est toujours précédé des effets primitifs et secondaires ; celui-ci, au
contraire, se manifeste d'emblée, quoique lentement.
C'est pourquoi le médecin l'appelle effet sédatif, direct, antiphlogistique.

Il est donc démontré par ce qui précède qu'à température et durée égales, l'influence du froid exerce
un même mode d'action sur la sensibilité, la caloricité et la circulation. Coërcitive des phénomènes vitaux dans sa plus grande intensité, cette action devient
excitante à un degré moyen, et simplement tempérante
et modératrice à son degré le plus faible.

Les différences produites dans les effets des diverses
températures, s'expliquent par les différents degrés de
sollicitation exercée par la résistance de l'organisme
contre les influences extérieures, résistance à laquelle
MM. Trousseau et Pidoux ont donné le nom de spon-

tanéité vitale, qui se manifeste plus librement entre + 10° et + 14° centigr. Au-dessus de + 23° centigr., elle est difficilement sollicitée et mise en jeu ; au-dessous de 0°, elle est coërcée dès le principe et devient impossible.

Une température de + 10° à + 14° centigr., qui excite plus ou moins vivement la spontanéité vitale, doit donc être considérée comme un agent excitant, tonique, hypersthénisant ; mais la durée du contact exerce quelquefois sur les effets de celui-ci une influence très-notable. Ainsi portée au delà d'un certain terme, elle amène l'épuisement des forces, elle éteint la réaction spontanée, et elle fait, ainsi que le bain pris à + 10° ou + 14° centigr., perdre sa vertu excitante et tonique.

Il s'ensuit que, pour être excitant, un bain froid ne doit pas avoir plus de 14° centigr. au-dessus de 0°, ni, dans aucun cas, plus de deux ou trois minutes : ce qui veut dire qu'il devra cesser aussitôt que la spontanéité vitale aura été convenablement sollicitée.

A une température de + 22° à + 26° centigr., n'éveillant pas la spontanéité vitale et ne soustrayant le calorique que peu à peu, le bain constitue un agent d'hyposthénisation, de sédation. (*Ouvrage cité.*)

J'ai rapporté presque *in extenso* cet article, parce qu'il émane d'auteurs éclairés, de praticiens éprouvés par une longue expérience et par des recherches consciencieuses.

Il résulte de ces études expérimentales et pratiques

que, pour être tonique, hypersthénisante, l'eau pure doit être appliquée à une température de +10° à +14 centig., et pendant un temps très-limité ; qu'à une température de + 22° à +26° centig., n'éveillant plus la spontanéité vitale et ne soustrayant le calorique que peu à peu, elle constitue un agent d'hyposthénisation, de sédation directe.

Les eaux ferro-manganifères arrivent dans les baignoires de 27° à 28° centig., température à laquelle on les emploie, quoique assez fréquemment on la laisse s'abaisser jusqu'à 26° ; d'autres fois on les élève jusqu'à + 30° ou + 32° centig. par leur mélange avec les eaux salines. La durée de ces bains est ordinairement d'une heure à deux heures. Ici la température et la durée sont tout à fait différentes. Cependant, on obtient constamment des effets hypersthénisants et reconstituants.

Voici ce que nous observons, quand nous faisons mettre dans un bain ferro-manganifère à une température de 26° à 27° centigr. une jeune fille chlorotique ou une femme leucorrhéïque :

Une sensation de fraîcheur, un léger frisson dépendant d'une soustraction superficielle du calorique animal se manifestent. Il ne se produit aucun phénomène d'anesthésie, même passagère. Le pouls prend plus de développement, plus de force et de plénitude. Il se maintient ainsi pendant et au delà de la durée du bain. La respiration se fait plus amplement, un sentiment de bien-être se révèle et cons-

titue ainsi, à la suite des effets physiques qui sont
peu sensibles, les effets physiologiques. Les malades,
en sortant du bain, peuvent exécuter sans effort une
promenade plus ou moins longue. Les puissances
musculaires ne sont pas seules animées et tonifiées ;
les fonctions de la vie intime sont aussi sollicitées ;
l'appétit s'éveille, les digestions sont plus faciles. Il
y a dans l'ensemble des fonctions de l'organisme une
stimulation des forces vitales. Ces résultats sont évidemment dus aux agents reconstituants introduits
dans l'économie par l'absorption cutanée.

L'observation suivante en fournira un exemple :

Une jeune femme, mère d'une petite fille de trois ans, fut
envoyée à Luxeuil dans des conditions d'anémie profonde,
de leucorrhée et d'anesthésie complète. Un abaissement
considérable de la matrice la condamnait à la position hori-
zontale.Cette lésion datait de l'accouchement. Les puissances
de l'estomac s'étaient allanguies et les digestions étaient
très-difficiles. D'atroces douleurs gastralgiques s'étaient déclarées ; le besoin de manger se faisait souvent sentir.

La malade avait suivi, l'année précédente, un traitement
thermal à une autre station.

Elle avait une apparence d'embonpoint qui n'était que de
la bouffissure lymphatique ; l'enveloppe tégumentaire avait
une pâleur mate qui indiquait un état anémique profond :
des battements de cœur, un pouls faible, serré, un écoule-
ment menstruel irrégulier et décoloré, toujours précédé et
accompagné de vives douleurs, suivi de leucorrhées abondantes : tels étaient les symptômes que présentait cette malade. Le col utérin était tuméfié et douloureux à un tel point
que, malgré le pessaire et la ceinture hypogastrique, la

marche était tout à fait impossible. L'état de l'estomac ne
permit pas l'usage des eaux en boisson.

Je commençai par les bains ferro-manganifères à une température de 26° centigr. Les premiers jours, il y eut quelques
frissons, une décoloration légère se manifesta à la peau ;
mais le pouls prit du développement. Vers le neuvième jour,
le bain fut facilement supporté pendant une heure et demie
et la malade put parcourir à pied environ 300 mètres : du
douzième au quinzième bain, elle reprit un appétit régulier,
des digestions faciles et des forces. A partir de cette époque,
la durée des bains fut, à la même température de $+26°$ cent.
continuée pendant plus de deux heures : le pessaire fut abandonné ; des promenades d'une heure furent possibles avant
le bain, qui était pris dans l'après-midi.

Je prescrivis des irrigations de vingt-cinq à trente minutes,
des douches horizontales en arrosoir sur la région lombaire
d'abord, puis ramenées sur l'hypogastre. L'eau ferrugineuse
mêlée au vin fut tolérée aux repas. Ce traitement hydro-thermal dura pendant vingt-cinq jours sans interruption. A l'aide
de douches ascendantes froides, les selles devinrent régulières. Vers les derniers jours, je fis appliquer les douches
horizontales à forte percussion et à basse température, ce
qui accrut l'énergie vitale. Les règles, qui n'avaient point re-
paru depuis vingt-neuf jours, furent plus abondantes et plus
colorées. La malade pouvait exécuter journellement deux
promenades, de plus d'une heure chacune, sans pessaire ni
ceinture ; elle ne reprit l'usage de cette dernière que par mesure de précaution pour le voyage.

Ces effets d'hypersthénisation, de reconstitution,
obtenus dans des conditions si différentes de ceux
produits par l'hydrothérapie, ont pour causes évidentes la nature des eaux employées ; eaux dont les

éléments minéralisateurs introduits par l'absorption cutanée, et qui, intimement mêlés à l'organisme, s'a-dressent aux organes sains, les soumettent à leurs influences modificatrices, pour faire ensuite réagir ceux-ci sur les parties malades et leur imprimer un mouvement vital nouveau qui les ramène à la saine physiologie. Ce levier thérapeutique, comme l'a ap-pelé M. Pidoux, doit, dans cette branche de l'art de guérir, trouver son point d'appui dans les parties restées saines dans l'économie. En effet, il ne saurait en être autrement dans la médication hydro-minérale que dans la thérapeutique ordinaire.

Dans le traitement de la chloro-anémie profonde, j'ai vu des cas dans lesquels les eaux ferrugineuses de Luxeuil et d'un autre poste thermal avaient im-primé à des malades des modifications sensibles, mais qui, sous l'influence d'une vie sociale fatigante, avaient entièrement disparu. Tout le cortége des phénomènes propres à ces maladies s'était reproduit. On eut recours à l'hydrothérapie; celle-ci, après quelques incertitudes, ranima l'organisme en général, réveilla les puissances vitales. Un traitement ferro-thermal consécutif rendit à la santé complète ces malades qui avaient tenté sans succès deux ou trois traitements ferrugineux préalables. Dans ees cas, l'hydrothérapie avait eu une part d'action prépara-toire que le traitement ferro-thermal avait complétée et rendue durable.

CHAPITRE VII

L'action des eaux ferro-manganifères doit être rapportée à leur nature complexe.

L'action des agents martiaux est depuis longtemps connue. Les effets des eaux ferrugineuses froides sont particulièrement appréciés, mais les eaux ferro-manganifères de Luxeuil ont une spécialité qui réside dans leur thermalité et leur minéralisation. Malgré une certaine analogie avec les eaux de Szliacs en Hongrie, qui les a fait rapprocher par M. Rotureau, elles peuvent en être distinguées encore par leur composition chimique plus complexe, et par leur mode d'action, quoiqu'il produise les mêmes résultats de reconstitution et de stimulation ; mais elles n'exigent pas les mêmes précautions dans leur emploi, telles que celles de faire renouveler l'air à la surface de l'eau, de se mouiller le visage et le crâne pour y entretenir de la fraîcheur en favorisant sur ces parties l'évaporation, afin d'éviter des accidents cérébraux sérieux. Aussi longtemps que

les baigneurs restent dans l'eau, ils ne sont pas pris
d'horripilations, de tremblements, puis de vertiges,
phénomènes dus à la grande quantité de gaz acide
carbonique qui traverse l'eau de la station hongroise.

Si les eaux ferro-manganésiennes de Luxeuil n'ont
qu'une analogie approximative avec les eaux de
Szliacs, elles sont bien plus différentes des eaux ferrugineuses froides et des préparations martiales.
Outre leur thermalité, elles ont une minéralisation
complexe. Aux bases salines sont réunis le sesquioxyde de fer, l'oxyde rouge de manganèse en
proportions relativement considérables : le fluorure
de calcium en doses notables et des traces d'iode et
d'arsenic suffisantes pour exercer leur action sur l'é-
conomie.

Les analyses, qui remontent à Fourcroy et à Vau-
quelin, ont démontré la présence du manganèse et
du fer dans l'organisme. Ce n'est pas seulement dans
le sang, mais dans les autres fluides et certains tissus
que le premier a été trouvé uni au fer, pour lequel il
a une grande affinité.

M. le docteur Pétrequin, de Lyon, en a signalé la
présence dans le pus de bonne nature. J'insiste sur
l'existence de ce métal en notable quantité dans les
eaux de Luxeuil, car outre qu'il a des propriétés au
moins aussi efficaces que celles du fer, son introduction dans l'économie par l'absorption cutanée est
admise sans objections. Dans un Traité général pratique des eaux minérales (1859), MM. Pétrequin et

Soquet, de Lyon, ont établi, d'après une série d'expériences intéressantes, que le manganèse s'adresse
dans les mêmes termes que le fer à l'appauvrissement du sang. Ils ajoutent qu'il réussit quelquefois
où le fer a échoué; qu'il facilite la tolérance pour ce
médicament, qu'il le rend plus actif et plus efficace.

Quant aux principes ferrugineux, doit-on admettre
qu'ils se précipitent et leur refuser une part d'action
dans les effets déterminés par une cure externe? Si
l'on ne voulait que consigner les guérisons ou les
améliorations obtenues dans les diverses maladies
traitées par cette thérapeutique, peu importerait;
mais il me semble rationnel de chercher à pénétrer
un peu plus avant dans la question des causes.

Les auteurs qui ont fait des études sur l'absorption
par la membrane tégumentaire, ont généralement
admis que, selon des circonstances déterminées, la
peau est librement traversée par les substances étrangères, tant solides que liquides et gazeuses, avec
lesquelles elle est mise en contact; que l'épiderme
lui-même ne limite cette action absorbante que dans
une certaine mesure. (MAGENDIE.)

Il y a cependant divergence et même contradiction
sur ce qui se passe dans le bain liquide soit d'eau
pure, soit d'eau chargée de principes minéraux.

M. le docteur Kuhn, de Niederbronn, pense que la
divergence d'opinions sur le pouvoir absorbant de la
peau provient de ce que les expérimentateurs avaient
tenu trop peu compte des effets de la température,

laquelle, selon le degré, peut activer le mécanisme
de l'absorption ou l'entraver. « Le bain, dit-il, sollicite
« l'absorption de l'eau ou des parties aqueuses quand il
« est frais, et provoque l'exhalation quand il est chaud.
« L'absorption ainsi que l'exhalation augmentent à
« mesure que la température s'écarte davantage de
« l'indifférente, et la température indifférente cons-
« titue la limite où l'absorption cesse et où l'exhalation
« commence. »

La température à laquelle le corps plongé dans un
bain ne perçoit aucune sensation de chaud ou de
froid, varie généralement à l'état de santé, de 33 degrés à 34 degrés. Il y a cependant certains tempéra-
ments qui s'écartent idiosyncrasiquement de cette loi
que M. le docteur Kuhn a proposé d'appeler isotherme
ou température normale, et que M. O. Henry a dé-
nommée *échelle thermométrique,* comme pouvant mieux
s'appliquer aux exigences des susceptibilités organiques et individuelles. La température serait donc une
modification de l'action des bains. On conçoit qu'un
bain, s'écartant de l'indifférente en plus ou en moins,
devra troubler l'équilibre de la température naturelle
du sang, qui est en général de 38° à 39° centigrades,
ou s'opposer à ce qu'il se rétablisse. M. Duriau, qui a
répété les expériences précédentes et confirmé leurs
résultats, observe (*Ann. de la Soc. d'hydrolog.,* t. II),
que la source inhérente au corps de l'homme déverse
sans cesse une quantité nouvelle de calorique, que
contre-balance une déperdition égale à cette somme.

Le degré d'indifférence doit correspondre précisément au point où le bain soustrait au corps immergé une quantité de calorique égale à celle qui se produit physiologiquement.

« Il est avéré, pour tous les hydrologues praticiens, que le bain minéral n'agit pas seulement par l'absorption de l'eau, mais encore le plus souvent et davantage, par l'action de quelques-uns des principes minéralisateurs que l'analyse permet de constater. L'usage d'une foule de sources bromurées, iodurées, sulfureuses, ferrugineuses, démontre chez beaucoup de malades qui ne peuvent supporter ces eaux en boisson, des effets dépendants uniquement du bain, et qu'on ne saurait rattacher qu'à la composition chimique elle-même. Les exemples seraient surabondants à citer. (*Dict. des eaux.*)

De ces diverses expériences et observations, il résulte que de la température de l'eau devraient dériver les effets d'un bain par l'absorption cutanée. La température normale de M. le docteur Kuhn, ou l'échelle thermométrique de M. Henry fils, doivent-elles être acceptées sans réplique ? Je ne pense pas qu'il faille leur subordonner l'action d'un bain minéral. Tous les jours, à nos thermes, nous mettons des malades dans l'eau bien au-dessus ou au-dessous de l'isotherme indiqué, et nous obtenons des effets de reconstitution qui ne sont pas douteux, et qui ne peuvent être attribués qu'à l'absorption cutanée.

Cette absorption, traduite par les effets, porte-t-elle

sur un seul des éléments reconstituants, l'oxyde de manganèse, en frappant d'exclusion l'oxyde ferrique, qui serait précipité? C'est ce qu'ont avancé certains auteurs.

Pour justifier ce refus d'action du fer dans l'emploi balnéaire, on s'est basé : 1° sur ce que ces eaux, au contact de l'air et des corps étrangers, s'altèrent; 2° sur ce que les dépôts ocreux contiennent beaucoup de fer ; 3° enfin sur des expériences qui ont été faites.

Je vais examiner rapidement la valeur de ces trois motifs de refus.

1° L'action de l'air et des corps étrangers: celle-ci n'a pas l'occasion de s'exercer suffisamment pour qu'il en soit ainsi. On a vu les précautions préservatrices qu'a prises M. J. François dans l'aménagement des sources.

2° Les dépôts ocreux qui se forment sur les parois des réservoirs dans lesquels on conserve les eaux : « Ces dépôts, dit M. Leconte, sont dus à la précipitation des oxydes métalliques que les eaux tiennent en dissolution à la faveur de l'acide carbonique. Il serait erroné d'admettre que cette précipitation est due exclusivement au dégagement du gaz acide carbonique, puisque les analyses démontrent la présence du gaz dans ces eaux. Il est plus rationnel d'admettre que c'est surtout à la suroxydation des peroxydes de fer et de manganèse, qu'il faut attribuer cette précipitation : les oxydes supérieurs de ces métaux ne peuvent exister à l'état de carbonates.

3° Les expériences faites avant M. O. Henry n'ont

donné que des résultats négatifs à ses devanciers, parcé
que, selon cet expérimentateur, ils avaient agi sur la
dissolution trop concentrée. Les essais tentés par ce
dernier ont été faits avec l'iodure de potassium, le
ferro-cyanure de potassium et le bichromate de potasse. Quelques traces d'iodure alcalin ont été seules re-
trouvées. Dans les expériences suivantes, il a associé
les carbonates de soude aux sels précédents, l'iodure et
le bichromate de potassium ont été absorbés, le ferro-
cyanure seul n'a pas passé. Je ne vois là dedans qu'un
fait négatif. Par lui, on ne me semble pas suffisamment autorisé à admettre que le principe ferrugineux
soit frappé d'exclusion. Il n'y a aucune identité entre
ces solutions artificielles et les eaux thermo-minérales : leur combinaison avec les autres principes, leur
thermalité, ce calorique sur la propriété duquel on est
loin d'être d'accord, la présence de l'iode, de l'arsenic,
agissant à leur manière sur la peau, le système nerveux, les sécrétions, etc., etc. Les a-t-on associés dans
ces solutions de laboratoire ? les a t-on animés comme
la chimie naturelle l'a fait, dans les eaux thermo-minérales ? L'exclusion du fer par l'absorption cutanée
ne me paraît pas démontrée, et je n'admets pas que
l'on doive rapporter les effets reconstituants que l'on
obtient par les bains, au manganèse seul, si nettes que
soient ses propriétés analogues à celle du fer, et quoiqu'il réussisse quelquefois où ce dernier a échoué.

CHAPITRE VIII

Les eaux ferro-manganifères thermales se trouvent, en France,
exclusivement à Luxeuil.

———◁◦▷———

Dans les stations minérales en France, celles de
Luxeuil et de Cransac sont les seules où l'on rencontre des eaux ferro-manganifères. Les sources de
Cransac sont froides et ne contiennent que le sulfate
de fer, qui est difficilement toléré par l'estomac, lorsqu'il forme le principe le plus actif d'une cure minérale. M. le docteur Gendrin pense que le voisinage des
sels de magnésie corrige cet inconvénient, surtout
avec la possibilité de joindre à la source ferrugineuse
l'usage de la source laxative.

Si, malgré les faits accomplis chaque saison à la
station de la Haute-Saône, le doute sur l'absorption
cutanée des principes martiaux peut être émis, il n'en
est plus ainsi quand ils sont introduits directement
dans l'économie par les voies digestives. Si les lois
qui président aux actes de la chimie vivante se sont

dérobées jusqu'à présent aux recherches et aux expériences de la science, les connaissances sur l'assimilation nous induisent à admettre que le fer et le manganèse sont essentiellement salutaires dans des maladies ou des états simplement constitutionnels, où le sang présente un appauvrissement de ses éléments ferreux ou globulaires.

Il semble donc que dans l'usage de ces eaux minérales, comme dans celui de tout traitement ferro-manganésien, on n'ait d'autre objet en vue que d'apporter directement au sang l'élément qui lui fait défaut. Cependant le traitement de la chlorose et de l'anémie n'est pas là tout entier.

Ce serait se faire une idée inexacte de ces conditions de l'économie, que de la considérer au point de vue de l'insuffisance des globules et de l'élément ferro-manganésien du sang. Ce qui fait alors défaut à l'organisme, ce n'est pas le fer ou le manganèse, qu'il est toujours facile d'introduire en quantité suffisante par l'alimentation : *c'est la faculté de l'assimiler*. C'est là ce qui frappe si souvent d'impuissance la médication ferrugineuse. Dans une anémie accidentelle, les ferrugineux peuvent aisément contribuer à hâter la reconstitution du sang, parce que rien ne vient s'opposer à leur assimilation. Il pourra en être de même pour les chloroses légères où les dispositions contraires à l'organisme sont faciles à surmonter; mais dans les chloroses et les chloro-anémies profondes et constitutionnelles, il n'en est plus ainsi; ce qu'on n'obtient

pas du fer, on l'obtient de traitements plus complets,
des moyens hydrothérapiques, des voyages, des changements de climat, des moyens hygïéniques ; enfin,
s'il est utile d'employer concurremment les ferrugineux, c'est que ceux-ci, indépendamment de la question de leur pénétration et de leur maintien dans le
sang, exercent une action tonique salutaire, et ensuite
qu'ils se trouvent toujours prêts à pénétrer au moment
plus favorable où l'organisme, modifié par d'autres
circonstances, consentira à se prêter à leur assimilation.

Envisagée à ce point de vue, l'administration des
eaux minérales ferrugineuses exige sans doute, autant que pour toutes les autres, afin d'être efficaces,
une intervention des modificateurs généraux de l'é-
conomie. Bien que la forme sous laquelle existe le
fer dans les eaux minérales présente une perfection
à laquelle nos préparations médicamenteuses ne sauraient atteindre, cependant, il est difficile d'admettre
que, en tant que médication ferrugineuse, le champ
de leur action puisse s'étendre beaucoup au delà de
ces dernières. (*Dict. gén. des eaux minér.*)

Ces appréciations de l'influence des eaux minérales
ferrugineuses ne peuvent, en aucune façon, être appliquées aux eaux ferro-manganifères thermales de
Luxeuil. Leur minéralisation complexe, la présence
des gaz acide carbonique, azote et leur thermalité,
les rendent plus assimilables que celles qui ne sont
pas dans les mêmes conditions. J'ai eu à traiter plu-

sieurs états d'anémies et de chloroses profondes qui
ont été modifiés par l'emploi exclusif de nos eaux,
tantôt en cure externe, tantôt en traitement interne
et externe. Il n'y avait dans ces cas que le changement de climat qui pût être considéré comme adju-
vant, car les malades ne quittaient le lit et la chambre
que pour se rendre à l'établissement. Je connais
d'autres malades moins graves, il est vrai, qui se sont
très-bien trouvés de l'usage de l'eau qu'on leur avait
expédiée, préparée de telle façon qu'elle ne perdait
de ses qualités originelles que la thermalité. Les malades dont je parle avaient essayé des médications
ferrugineuses pharmaceutiques et n'en avaient recueilli aucun bienfait. Sans doute, les conditions
adjuvantes sont appelées à exercer une heureuse influence, mais elles ne sont pas indispensables. J'ai
constaté aussi des cas d'insuccès, lorsque rien n'avait
manqué au traitement, soit direct, soit accessoire.
Heureusement ces cas sont les plus rares, et quelquefois il m'a été écrit que le mieux ne s'était fait sentir
qu'après un certain temps. J'ai revu à Paris une jeune
fille chloro-anémique, atteinte d'un eczéma assez
étendu, qui, après un séjour d'un mois aux eaux
de Luxeuil, en était repartie sans amélioration appa-
rente de la chloro-anémie, mais elle était à peu près
débarrassée de la maladie dermique. Elle fit usage,
pendant tout l'hiver, de l'eau en boisson, et trois mois
après elle reprit une bonne santé. Je n'hésite pas à
rapporter les insuccès primitifs à l'état morbide de la

peau. Les améliorations et la guérison qui se sont manifestées sous l'influence de l'eau prise en boisson, m'ont paru directes. L'eau ferro-manganifère, contenant de l'arsenic et de l'iode, a combattu heureusement, dans ce double état morbide, le vice eczémateux et en a triomphé.

Il est assez remarquable, disent les auteurs du *Dictionnaire des eaux minérales*, que les eaux ferrugineuses, malgré leur grand nombre, bien que le fer soit un des médicaments les plus usités et dont l'indication se rencontre le plus communément, et bien que les maladies où on l'emploie soient d'une opiniâtreté désespérante, il est remarquable que les eaux ferrugineuses soient de toutes les eaux minérales les moins recherchées. Les eaux ferrugineuses sont généralement délaissées, alors même que la médication thermale jouit de la plus grande faveur.

« Voici pourquoi il en est ainsi : c'est que, où les « eaux ferrugineuses n'ont à agir que par *le fer qu'elles* « *contiennent*, elles n'offrent guère à la thérapeutique « qu'une formule de plus à ajouter à toutes celles qui « composent déjà la médication ferrugineuse.

« Ce que l'on aurait donc à attendre de l'usage ther- « mal des eaux ferrugineuses, ce serait *une médication* « *beaucoup plus complexe empruntée à la combinaison* « *des éléments minéralisateurs unis au fer, aux moyens* « *hydrothérapiques, entrant dans toute médication ther-* « *male complète, aux conditions hygiéniques que comporte* « *une telle médication.*

« Mais il arrive que la plupart des eaux qui méritent
« la désignation de ferrugineuses, sont faiblement
« minéralisées et ne paraissent pas, pour la plupart
« du moins, compenser par une qualité particu-
« lière la faible proportion qui leur appartient; il
« arrive que *la plupart d'entre elles sont froides et peu*
« *abondantes et ne se prêtent nullement aux ressources que*
« *l'usage externe, les bains, les douches, viennent ajouter*
« *aux eaux minérales les mieux combinées ;* il arrive enfin
« que les conditions de déplacement, d'exercice, que
« comporte la médication thermale cherchée au loin,
« se rencontrent aussi bien près d'autres eaux et dans
« des circonstances fort supérieures sous le rapport
« hygiénique. Les eaux *ferrugineuses appartiennent*
« *presque toutes à la région du nord de la France et de*
« *l'Europe et aux pays de plaines.* » (*Dict. des eaux*
minér.)

Les thermes de Luxeuil sont dans des conditions
tout à fait différentes :

1° Les eaux sont facilement assimilables, ce qui est
dû au manganèse, à l'azote, à l'acide carbonique, à la
thermalité et aux nombreux principes salins qu'elles
renferment.

2° Elles sont assez abondantes pour fournir aux besoins d'un traitement hydro-thermal complet (bains,
douches, bains de piscine, etc., etc.), et elles fournissent de nombreux moyens à une médication complexe par leurs éléments minéralisateurs multiples.

3° Ces eaux ferro-manganifères ne sont pas très-faiblement minéralisées : sesquioxyde de fer, 0,02500 ; oxyde rouge de manganèse, 0,01220 ; par litre d'eau.

4° Enfin, elles n'appartiennent pas aux régions du nord de la France ni aux pays de plaines. Les Vosges, aux pieds desquelles elles émergent, fournissent l'occasion d'excursions élevées, et le bassin qui les contient a des horizons peu éloignés, montueux et forestiers.

Il est évident que, par leur nature, les thermes de Luxeuil forment une exception nettement tranchée à cette sorte de *proscription* dont sont frappées la plupart des eaux ferrugineuses, et qu'ils sont loin de n'offrir à la thérapeutique qu'une formule de plus à ce genre de médication qui s'adresse à des maladies d'une *opiniâtreté désespérante.*

CHAPITRE IX

Les eaux ferro-manganifères sont complexes.

—◦◦◦—

Non-seulement le fer et le manganèse sont en quantité notable dans les eaux de Luxeuil, mais ces principes minéralisateurs sont associés à beaucoup d'autres principes salins, ainsi qu'à de légères fractions d'arsenic et d'iode.

Je m'arrêterai quelque peu sur la présence de ces métalloïdes, surtout de l'arsenic.

Les analyses qui remontent à Braconnot (1838) n'avaient révélé l'arsenic que dans les eaux ferrugineuses, sans mentionner la présence de l'iode. Les différences quantitatives et qualitatives sensibles entre ces analyses et les dernières ont été démontrées, et en quelque sorte expliquées par M. Leconte. Quoique les doses d'arsenic découvertes par le savant analyste soient très-faibles dans ces eaux, il déclare que ce métalloïde peut rendre de très-grands services.

Sans pouvoir préciser la part thérapeutique qu'il

convient de faire à l'arsenic dans les eaux minérales,
il est hors de doute que la présence, même en très-
faible proportion, d'un principe dont l'action sur l'organisme est si énergique, ne saurait être indifférente.

Selon M. Lhéritier, la seule substance qui puisse
peut-être expliquer l'action curative des eaux de
Plombières, en dehors des propriétés qu'elles tiennent de leur température, de leur état d'eau et de l'ensemble de leur composition chimique, c'est l'arsenic.
(*Hydrologie de Plombières.*)

M. Lhéritier compare ensuite les effets altérants
que l'arsenic, d'une part, et les eaux de Plombières, de
l'autre, produiraient sous une forme à peu près iden-
tique, et rapproche les effets toxiques de l'arsenic des
effets thérapeutiques obtenus de certaines eaux minérales arsenicales dans le rhumatisme et la paralysie.
(*Dict. gén. des eaux.*)

L'arsenic, à faible dose, est généralement considéré, d'abord comme un excitant des fonctions digestives, et, après son absorption, comme un altérant plus
ou moins énergique. Fowler, Wepfer, Pearson et beaucoup d'autres, lui ont assigné une importance thérapeutique justement méritée. Dans ces derniers temps,
les médecins les plus distingués en ont obtenu les
meilleurs effets contre les fièvres intermittentes rebelles, les névralgies, les névroses. Il a été préconisé
dans les affections cancéreuses, et il est considéré
comme le modificateur le plus puissant des affections
cutanées les plus opiniâtres.

L'arsenic et ses préparations sont donc considérés comme fort importants dans le domaine de la thérapeutique ; soit que, comme M. le docteur Lhéritier, d'accord en cela avec les idées admises en France, en Allemagne, en Angleterre, on lui assigne des propriétés altérantes après absorption ; soit que, comme les Italiens, on le considère comme un contro-stimulant, un hyposthénisant ou un antiphlogistique, parce que, donné à doses toxiques, il affaisse l'économie et abaisse le pouls.

« Est-il indispensable d'adopter exclusivement l'une ou l'autre de ces opinions ? si l'arsenic, à dose trop élevée, amène la défaillance et un ralentissement extrême du pouls, oserait-on en conclure, contre toute évidence, qu'il n'a pas, préalablement, irrité l'intestin ? Évidemment, non. N'allons donc pas non plus conclure, de ce que l'arsenic, à dose très-modérée, est un stimulant des fonctions digestives et probablement aussi des sécrétions, qu'il devient par cela même un stimulant de l'activité des centres gastriques.

« Il existe assurément des substances qui méritent les noms de stimulants ou de contro-stimulants généraux ; mais il est aussi un certain nombre d'agents des mieux connus, qui, après absorption, ont un effet dynamique si bien localisé qu'on leur accorde volontiers ce que l'on nomme une action *élective ;* ce qui ne veut pas dire qu'ils vont choisir eux-même l'organe qui leur convient ; mais plutôt qu'en circulant, ils rencontrent l'organe qui leur convient; mais plutôt qu'en circulant, ils rencontrent tel ou tel organe sensible à leur action et qui fonctionne en conséquence.

« Les agents spéciaux impressionnent les sensibilités spéciales, comme nous voyons la lumière affecter la rétine, et les ondes sonores, le nerf acoustique, etc. Si, dans la profondeur de l'économie, nous ne distinguons pas toujours aussi nettement le rôle des subdivisions nerveuses, il n'en est pas moins rationnel d'admettre, au moins par analogie, que le travail de la sensibilité s'y morcelle, pour ainsi dire, à l'infini. Dans les seules voies digestives, cette sensibilité varie si bien, suivant les régions, que nous ne voyons pas deux purgatifs agir absolument dans les mêmes lieux ni de la même manière.

« En résumé, l'arsenic à dose médicinale peut d'abord être considéré comme un stimulant des fonctions digestives, puis, après absorption, comme un excitateur des sécrétions. Un deuxième effet incontestable est son action sur le système nerveux, fait déjà mis hors de doute par beaucoup de praticiens. » (DELACROIX, *Notice sur les eaux de Plombières.*)

Ces propriétés reconnues à l'arsenic, et la présence de ce métalloïde dans nos eaux ferro-manganifères, ne peuvent-elles pas concourir puissamment aux effets dynamiques qui ressortent de l'emploi de ces eaux? En stimulant les fonctions digestives, en excitant les sécrétions et en exerçant leur action sur le système nerveux, ne viennent-elles pas éveiller et mettre en

9

jeu les puissances vitales qui sont principalement chargées de la reconstitution de l'individu appauvri sous
l'influence d'une maladie chronique ou d'une cause venue du dehors, telle qu'une perte abondante de sang
après une grande opération de chirurgie, ou une hé-
morragie quelconque ; chez lequel tout l'organisme
languit par suite d'un affaiblissement considérable
dans les puissances conservatrices et réparatrices? En
réveillant ces fonctions vitales si importantes, il est
évident qu'on amène les malades à subir les effets salutaires des agents reconstituants renfermés dans les
eaux. Ces modifications peuvent avoir lieu aussi bien
dans le traitement externe que par le traitement interne. Il ne me semble pas plus hypothétique d'admettre l'absorption par la peau de l'arsenic et de l'iode que
celle du manganèse ou de l'oxyde de fer. D'ailleurs,
l'arsenic est admis comme un très-actif stimulant des
fonctions cutanées : il rétablit ces fonctions interrom-
pues par des états morbides ; il guérit les maladies les
plus opiniâtres de l'enveloppe tégumentaire. Je n'hésite pas à lui attribuer les résultats rapides et inatten-
dus d'améliorations obtenues chez des femmes anciennement malades, et qui avaient infructueusement
eu recours à toutes les médications.

Si M. le docteur Lhéritier, médecin éprouvé par
une longue pratique, établit que la seule substance
qui puisse peut-être expliquer l'action curative des
eaux de Plombières, en dehors des propriétés qu'elles
tiennent de leur état d'eau et de l'ensemble de leur

composition chimique, c'est l'arsenic, sous forme
d'arséniate de soude à dose infiniment petite, je ne
vois pas pourquoi nous n'aurions pas la prétention
analogue.

En rapportant ici les opinions des médecins hydrologues de Plombières, il n'entre pas dans ma pensée
d'établir entre les eaux de cette station et celles de
Luxeuil une comparaison favorable à l'une ou à l'autre.
L'examen que j'ai fait au sujet de la présence de l'arsenic dans ces eaux thermales n'a pour objet que de
faire ressortir l'importance thérapeutique de ce métalloïde et son action curative. Les eaux ferro-manganifères de Luxeuil sont spéciales. Les analogies avec
les thermes voisins des Vosges, Bains, Plombières se
rencontrent dans les eaux dites salines.

Dans l'étude des nombreux principes minéralisateurs qui enrichissent nos eaux ferro-manganésiennes, il ne m'est pas venu à la pensée de les proclamer
souveraines ou infaillibles, mais j'ai eu le vif désir de
faire ressortir les ressources qu'elles offrent dans une
foule de maladies qu'elles peuvent guérir ou modifier,
ou, enfin, l'influence qu'elles exercent sur certaines
organisations rebelles, en les rendant impression-
nables plus tard à la médication pharmaceutique.

CHAPITRE X

Médication tonique et reconstituante.

Sanguis nervorum moderator.
(HIPPOCRATE.)

Si la physiologie thérapeutique n'est pas encore
assez avancée pour nous initier au secret du mode
d'action des nombreux ingrédients minéralisateurs
que contiennent les eaux minérales ; si, souvent, ces
ingrédients paraissent agir en sens inverse de leurs
propriétés médicatrices, quand on les emploie isolément dans la thérapeutique ordinaire, ce qui pourrait
tenir à une fausse direction dans l'étude de ces actions
au point de départ, il n'en est pas de même quand on
étudie les phénomènes de la médication tonique et
reconstituante. Dans l'application des eaux ferrugineuses et manganifères, on trouve une corrélation
étroite entre les effets obtenus par elle et les principes
qui les animent, et l'on comprend leur supériorité sur
les préparations martiales pharmaceutiques. On peut,

dans certaines limites, trouver à celles-ci quelque
analogie, mais il n'est pas possible de les assimiler
aux éléments qui sont contenus d'une manière si té-
nue, si multiple dans les eaux thermo-minérales.

Il m'a semblé rationnel pour l'étude de la médication
reconstituante thermo-minérale, de commencer par
l'étude de la médication martiale pharmaceutique. J'ai
adopté la marche indiquée et suivie par MM. Trousseau et Pidoux. Leur manière de procéder m'a paru
devoir jeter quelque lumière sur les mystères de la
physiologie thérapeutique.

« La médication reconstituante a pour objet de donner de la tonicité aux tissus, de reconstituer les fonctions assimilatrices et d'imprimer à l'organisme de la
résistance vitale. »

« Le sang, *cette chair coulante,* est la matière animale
liquide dans laquelle les solides puisent tous les éléments de leur développement, de leur entretien, de
leur réparation » (TROUSSEAU et PIDOUX). Le sang, pour
posséder ces qualités, doit charrier assez de parties
nutritives (fibrine, albumine, globules, etc.). Il y a des
maladies qui déterminent l'appauvrissement de ce liquide réparateur, cc qui entraîne les accidents les plus
graves et les plus variés ; il faut donc alors rendre au
sang les principes organisables qui lui manquent, c'est
ce qu'on obtient à l'aide des toniques analeptiques. »

Mais il y a aussi les toniques névrosthéniques, qui
régularisent les fonctions du système nerveux sur
lesquelles les maladies un peu importantes retentis-

sent d'une manière plus ou moins directe, et sur lesquelles s'appuient, selon MM. Trousseau et Pidoux,
les phénomènes de l'animalité, tous les instincts, tous
les actes de synergie vitale, de réaction générale, de
force médiatrice, de résistance physiologique; en un
mot, tous ces grands phénomènes sur lesquels reposent la santé et les symptômes dans les maladies.

L'effet curatif est toujours précédé par une action
vitale suscitée par le médicament, et qui est ce qu'on
appelle, d'après MM. Trousseau et Pidoux, son effet
immédiat ou physiologique. Dans certains cas, le
médicament agit directement sur les actions vitales
qu'on a pour but de modifier, et alors l'effet physiologique ou immédiat est confondu avec l'effet curatif,
c'est-à-dire le produit de la vie modifiée par le médicament qui agit sur un autre appareil que l'appareil
malade, — c'est alors la médication indirecte, — ou
bien sur l'appareil même affecté, — c'est la médication
directe. Dans les deux cas, la maladie n'est jamais modifiée que par l'intermédiaire d'un effet physiologique.

« Si l'on administre les toniques analeptiques à un
homme sain et bien portant, jouissant de toute l'énergie de ses fonctions, et dont le sang est riche de toutes les qualités qui font que la nutrition est pleine et
parfaite, en l'entraînant au delà de cet état, on com-
promettra, on altérera cette force d'assimilation qui est
parvenue à son plus haut degré d'activité. Si donc les
toniques ferrugineux sont donnés à un homme vigou-
reux et en bonne santé, on déterminera des effets de

pléthore, ou des phlegmasies, ou des accidents plus
graves ; ce sont là des effets physiologiques qui éta-
blissent la contre-indication d'une telle médication. »
(Trousseau et Pidoux.)

Il faut donc, pour que ces effets physiologiques deviennent thérapeutiques, appliquer ces médicaments
aux sujets dont les forces assimilatrices sont affaiblies
et dont le sang a perdu une partie de ses éléments
réparateurs. Les maladies qui résultent de ces conditions sont nombreuses et variées.

En première ligne, celles dont la manifestation est
la plus évidente, sont l'anémie et la chlorose : ces
maladies se présentent avec des symptômes si carac-
térisés, qu'il n'y a pas possibilité de s'y méprendre ;
mais elles ne constituent pas les seules lésions fonctionnelles dépendant d'un défaut d'énergie ou d'une diminution des fonctions assimilatrices. Il y a d'autres
altérations qui indiquent le besoin d'activer ces fonctions par les toniques analeptiques ; ces lésions résident dans la rupture de l'équilibre nécessaire entre le
système nerveux et le système sanguin, pour que la
vie s'exécute sans dérangement, ce qui a fait dire à
Hippocrate : *Sanguis nervorum moderator.*

En effet, plus le système sanguin a de force et de
plasticité, et, par conséquent, de force assimilatrice,
d'activité, plus le système nerveux et les actes qui en
émanent sont *silencieux, réguliers, coordonnés.* Il y a
alors antagonisme, équilibre entre ces deux systèmes.
Les phénomènes inverses se déclarent dans la rupture

de cet équilibre. Ce défaut d'harmonie produit la faiblesse et l'impuissance.

MM. Trousseau et Pidoux en reprenant ces données
hippocratiques, ont éclairé la thérapeutique sur le
traitement radical des maux de nerfs essentiels ou
nevroses, dont les antispasmodiques ne sont que les
palliatifs : c'est une question de physiologie thérapeutique du plus haut intérêt que de rechercher comment la nature s'écarte de son état physiologique et
comment elle rentre dans l'ordre et l'équilibre. Ces
savants professeurs, en traçant le tableau d'une atta-
que d'hystérie par suite d'une perte de sang poussée
jusqu'aux dernières limites compatibles avec la vie,
et au delà desquelles la mort arrive, ont bien démontré l'influence du fluide sanguin sur le système nerveux, et les désordres de ce dernier quand il y a rupture dans l'équilibre. Ils mettent en évidence que la
soustraction rapide du sang livre à une action insolite,
irrégulière, le système nerveux de la vie organique,
qui doit fonctionner à l'aide du système nerveux de la
vie de relation, et que cette soustraction devient la
cause la plus efficace des maux de nerfs, des névroses.
Mais, disent-ils, les rapports de cause à effet ne sont
pas toujours aussi manifestes ; de là, les diverses
appréciations, les déviations thérapeutiques.

Dans des faits moins évidents, on retrouve une analogie incontestable ; il n'est pas rare de voir des femmes dont les règles sont trop abondantes ou trop
fréquentes, être tourmentées de *vapeurs* et de maux

de nerfs. Il en résulte des troubles dans les digestions
et dans les fonctions nutritives. Le sang s'appauvrit,
les hémorragies augmentent, et une débilité radicale
se manifeste. Presque toujours quelques phénomènes
morbides symptomatiques secondaires attirent l'attention et provoquent une erreur de diagnostic : « L'es-
« tomac et ses fonctions fournissent bien souvent
« l'occasion de pareilles erreurs. On ne veut pas se
« figurer que le simple état nerveux, que le seul éré-
« thisme de cet organe, sans que sa membrane mu-
« queuse soit le siége de la moindre inflammation, de
« la moindre lésion appréciable, puissent donner lieu
« à des symptômes qu'on est habitué à regarder
« comme pathognomoniques de la gastrite.

« Ce point de la question n'est pas plus relatif aux
« femmes qui sont jetées dans l'état nerveux par l'ha-
« bitude des hémorragies, qu'il n'est relatif à cet état
« produit par d'autres causes du même genre. » :

Lorsque, par suite d'une grande perte de sang ou
par une cause indirecte, telle que la chlorose, la cachexie des fièvres intermittentes, le système nerveux
est troublé, il faut que le fluide rouge soit reconstitué
dans sa qualité normale, sous peine de lésions fonctionnelles abdominales ou thoraciques. L'estomac et
le cœur donnent les premiers signes des troubles de
l'innervation : « Les phénomènes qui en dépendent
« sont exaltés, exagérés, mobiles ; ils s'éveillent à la
« moindre occasion ; suscitent, en un mot, des sensa-
« tions, des mouvements dont est incapable une par-

« tie frappée d'inflammation; voilà pour l'estomac,
« c'est un véritable éréthisme.

« Quand les organes respiratoires et le cœur
« principalement ne sont plus en rapport qu'avec
« un sang qui ne les excite pas au degré néces-
« saire pour régler et contenir leurs mouvements,
« aussitôt, les palpitations, les étouffements, les
« spasmes thoraciques, la fréquence et la fausse éner-
« gie des battements du cœur, les lésions irrégulières
« de la température, souvent enfin, une fièvre erra-
« tique, lente, nerveuse, amènent l'éréthisme de ce
« système. Le système nerveux de la vie de relation
« ne tarde pas à participer à ces troubles. »

Dans la chlorose, à l'époque de la puberté, sans
qu'il y ait eu aucune des causes indiquées ci-dessus,
soit dans les accidents hémorragiques, soit dans les
conditions hygiéniques, les forces qui président à la
fonction utérine languissent, « le sang s'appauvrit, il
« est remplacé par une abondante sérosité servant de
« véhicule à quelques globules flasques, pâles et sans
« affinité vitale ; les actes végétatifs sont enrayés ; la
« chimie vivante est frappée d'inertie. Il n'y a plus
« dans l'organisme que des phénomènes nerveux, et
« encore des phénomènes nerveux pervertis, et la
« malade présente le tableau synoptique de toutes les
« affections nerveuses. »

Quelle est la puissance altérante qui a produit ces
effets?

« C'est que, selon MM. Trousseau et Pidoux, un

appareil qui doit jouer un rôle physiologique important dans la vie de la femme, est resté muet et inutile
jusqu'à cet âge chez la jeune fille; que cet appareil
s'éveille tout à coup pour devenir bientôt un centre
de nouvelles fonctions qui exigent une somme de vitalité telle et tellement spéciale, qu'il semble qu'un
être nouveau soit ajouté au premier être, le dirige, le
maîtrise au point de caractériser la femme, de la
faire ce qu'elle est. »

Voilà pourquoi si l'établissement de ces fonctions
rencontre des obstacles, la puberté est le signal des
plus violentes perturbations. C'est alors que ce système commande à tout l'organisme, car la vitalité
abandonne les autres appareils.

« Les systèmes digestif, circulatoire, sécréteur,
sont privés d'une grande partie de leur influx nerveux
au profit des organes de la génération, et, tandis que
chez les jeunes filles qu'épargnent les pâles couleurs,
cette concentration première et momentanée du système entier vers l'utérus est bientôt suivie d'une su-
rabondance et d'une expansion rayonnantes de vie
générale : chez celles qu'atteint la chlorose, cette
compensation ne se fait pas, et l'utérus, centre de tant
d'efforts, languit lui-même et ne peut entrer en possession de ses importantes attributions ; il ne rend pas
l'influence dont il dépouille les autres organes. Le
rapport entre les actes d'assimilation et d'innervation
est presque détruit, et ces deux ordres de fonctions

ne présentent plus que trouble, imperfection et impuissance. »

Dans ce cas, les troubles fonctionnels de l'innervation ont lésé les qualités réparatrices du sang; la diminution de ses parties globulaires et ferriques a déterminé la chlorose.

De tout ce qui précède, il résulte que l'appauvrissement du sang peut avoir ses causes primitives ou dans une perte de ce fluide, perte qui amène une lésion fonctionnelle de l'innervation, ou une lésion de celle-ci qui produit la diminution des qualités réparatrices du fluide rouge auquel, dans tous les cas, il faut rendre ses propriétés assimilatrices, qui viendront, à leur tour, modifier et régulariser les fonctions de l'innervation.

Il faut rejeter l'admission du fer par juxtaposition ou par mixtion, et n'admettre que l'intussusception ou la génération de celui-ci, c'est-à-dire un agent chargé de stimuler d'abord l'action physiologique de l'organisme qui va devenir l'action *immédiate et réelle*, l'action *efficiente*, et vivifier, en quelque sorte, le médicament ; *on aura alors la médication, ou, ce qui est la même chose,* l'organisme physiologiquement imprégné par le médicament, c'est-à-dire encore la guérison, qui ne serait que le résultat de l'action médiate du médicament. En s'adressant d'abord à la lésion fonctionnelle de l'innervation qui régularise les fonctions vitales *vivifiant le médicament*, celui-ci produit physiologiquement et puissamment, par cet acte de chimie

vivante, la reconstitution du fluide générateur et
nutritif qui doit non-seulement réparer les organes,
mais aussi régulariser les fonctions nerveuses, les
faire rentrer dans l'accomplissement de ces actes réguliers, coordonnés, silencieux, qui s'exécutent dans
les profondeurs de l'économie à l'insu du sujet. Chacun des appareils remplira le rôle qui lui est assigné.
L'équilibre entre ces deux systèmes sera rétabli : en
un mot, on aura la santé.

Le sang rentré dans sa crase physiologique, par la
récupération de ses qualités nutritives et stimulantes
dont les maladies l'avaient dépouillé, deviendra alors
un hémostatique puissant, il modérera les ménorra-
gies si fréquentes chez les femmes chlorotiques ; il ré-
tablira consécutivement les règles supprimées, il régu-
larisera les fontions utérines, il rendra aux tissus de la
tonicité, il circulera plus énergiquement dans les
capillaires et il s'opposera aux épanchements passifs.

« Pour formuler le plus substantiellement possible les indications générales des martiaux, disent
MM. Trousseau et Pidoux, il nous paraît juste et
pratique de dire qu'ils sont utiles principalement dans
les états morbides essentiellement et actuellement ca-
ractérisés par une inertie et une déviation profonde de
la force d'assimilation, un appauvrissement du sang
et des accidents qui en résultent, lorsque ces états
ne sont pas symptomatiques, et ont tellement per-
verti les forces digestives, hémostatiques et végéta-
tives, que ces fonctions sont incapables de faire subir

aux aliments les élaborations successives qu'exige la nutrition, et qu'il faut porter dans les secondes voies les principes reconstituants. »

Ces dogmes, si nettement déduits d'une longue et profonde observation, doivent-ils s'appliquer à l'emploi des eaux ferro-manganifères? si reculées que soient les limites de la médication tonique pharmaceutique, doivent-elles circonscrire la médication thermo-minérale du même genre? Évidemment non.

Il suffit de jeter un coup d'œil sur le tableau des analyses de ces sources ferro-manganifères, de les mettre en regard avec toute la pharmacopée magistrale, pour repousser cette assimilation. Si par la pensée on ajoute à ces conditions fondamentales la thermalité, une sorte d'électricité insaisissable, il est vrai, cette multitude de principes qui animent les eaux thermominérales, ce qui a fait dire à Alibert qu'ils échapperont encore longtemps, et peut-être toujours, à nos plus fines recherches, on admettra *a priori* que ce qui concerne les préparations martiales ne peut s'appliquer à ces eaux. Si les doses des ingrédients ferro-manganifères n'atteignent pas au poids des doses administrées en thérapeutique ordinaire, qu'est-ce à dire? En admettant, d'une part, les lois de la physiologie thérapeutique posées par MM. Trousseau et Pidoux, et les appréciations d'autres thérapeutistes distingués, les préparations ferro-manganifères n'agissent point par la mixtion de ces principes dans l'économie, mais par leur assimilation, par leur vivification. S'il ne fallait qu'introduire des masses de fer dans les voies digestives, le traitement des maladies qui exigent l'emploi de ce médicament serait des plus élémentaires et ses résultats des plus prompts : mais, comme on l'a vu, il est loin d'en être ainsi. Ce qu'il y a de plus difficile à obtenir, c'est la condition curative, l'intus-susception, la génération. Or, quelles circonstances plus favorables à cet acte de chimie vivante que celles des eaux ferro-manganifères thermales et com-plexes, peuvent se présenter aux médecins et aux ma-lades? ne trouve-t-on pas dans leur nature intime ces éléments nombreux qui, dans les eaux salines de cette station, guérissent une foule de maladies ner-veuses dont les conséquences sont l'appauvrissement du fluide réparateur, par les désordres apportés dans les fonctions de nutrition, d'assimilation, etc.... ces troubles ne sont-ils pas les produits de lésions fonc-tionnelles de l'innervation? ces fonctions, après avoir été régularisées, ne trouvent-elles pas dans les eaux salines une certaine quantité d'oxyde rouge de man-ganèse, ce succédané du fer, qui réussit quelquefois où le fer lui-même a échoué? et ces traces d'iode et d'arsenic, en quantité infinitésimale, il est vrai, res-tent-elles inactives parce qu'elles ne sont pas en doses plus considérables? n'est-ce pas ce qui a fait dire à M. Lhéritier que, selon lui, en dehors des autres con-ditions, l'action curative des eaux de Plombières est due à la présence de l'arsenic? ce métalloïde n'est-il pas aussi un sédatif du système nerveux? M. Tessier, de Lyon, a publié dans le journal médical de cette ville (mai 1848) deux observations sur l'emploi des préparations arsenicales dans des cas de névroses très-graves. Dans l'un, il s'agissait d'une névrose intermittente du cœur et des organes de la respiration ; dans l'autre, c'était chez une dame âgée de trente-deux ans, atteinte de gastralgie caractérisée par d'atroces douleurs. Dans le premier cas, il y a eu guérison ; dans le second, amendement. Ce médecin, dans ses expériences, a reconnu à l'arsenic la propriété de stimuler l'appétit, de faciliter les digestions, tout en diminuant la sensibilité de l'estomac. Il déclare aussi en avoir retiré une influence favorable dans la gastralgie. Ne voit-on pas cette substance, chez les arsenicophages de la Styrie, leur donner de la fraîcheur, de l'embonpoint, et favoriser les fonctions respiratoires, quand ils doivent faire des ascensions pénibles ?

Quelle part d'action faire aux traces d'iode contenues dans les eaux et mises en évidence par M. Leconte ? quel rôle assigner à cet excitant, dont l'absorption est incroyablement rapide ?

Maintenant si nous revenons aux eaux reconstituantes, nous trouvons en leur faveur des ingrédients plus directs, plus efficaces, plus appropriés aux besoins des maladies et de la physiologie thérapeutique.

L'administration des préparations martiales pharmaceutiques rencontre des difficultés qui la rendent ou infructueuse ou impossible. Elle est surbordonnée à l'état des voies digestives qui vont en être chargées. Le succès va dépendre de l'action qu'exerceront ces agents sur les muqueuses gastro-intestinales. Dans l'emploi des eaux, cette condition, essentielle dans le traitement pharmaceutique, disparaît; ce que les organes digestifs ne sauraient faire, l'absorption cutanée s'en chargera. Les bains prolongés et répétés porteront, par le fait de cette absorption, dans les profondeurs les plus intimes de l'organisme, ces éléments réparateurs du fluide rouge et régulateur de l'innervation. On a vu que le traitement balnéo-thérapique ferro-manganifère a suffi pour améliorer ou guérir des états anémiques ou chlorotiques manifestes.

« Le traitement reconstituant se complète de moyens hydrothérapiques puissants : les douches froides qui, en raison de l'action qu'elles exercent sur la circulation capillaire, la calorification, la nutrition et l'innervation, tiennent un des premiers rangs parmi les agents de la médecine reconstitutive. En stimulant les propriétés vitales et la contractilité, elles font pénétrer les globules du sang dans les vaisseaux qui n'en admettaient que le sérum. » (FLEURY.)

Les conditions hygiéniques, le grand air, l'exercice et tous ces moyens qu'on a appelés adjuvants se rencontrent encore à un poste thermal, et viennent ainsi assurer le succès d'un traitement qui a échoué dans des circonstances autres que celles dont je parle. C'est dans l'emploi externe des eaux ferro-mangani fères que les scrupules, les incertitudes de diagnostic dans les maladies du tube digestif seront franchies. La crainte ou la présomption d'une affection inflammatoire chronique de ces voies n'arrêtera pas, l'enveloppe tégumentaire étant chargée de l'introduction des principes reconstituants. Ces névroses dont parlent MM. Trousseau et Pidoux, qui en imposent et font dévier la thérapeutique au détriment des malades, seront combattues efficacement et guéries par le traitement dont il est ici question.

En résumé donc, toutes les indications de médication reconstituante seront pleinement satisfaites à l'établissement de Luxeuil. Les toniques ferro-manganésiens seront gradués dans leurs éléments ainsi que dans leur thermalité : leur mode d'administration aura lieu selon les circonstances organiques ou maladives dans lesquelles se trouveront les sujets.

Les moyens les plus énergiques et les plus variés de l'hydrothérapie y sont à la disposition du médecin. Le massage pourra être joint en même que la douche au traitement. On peut y produire, ainsi que le disent MM. Trousseau et Pidoux, « du même coup une double action dont le résultat est d'imprimer au système nerveux, aux capillaires sanguins et sympathiquement à toute l'économie, une impression fortifiante, durable, qu'il faut préférer chez certains sujets lymphatiques et irritables, aux médicaments *toniques internes* qu'ils supportent si mal généralement. Nous croyons, disent-ils, la douche froide maniée par un médecin prudent appelée à jouer un rôle important dans la médication tonique reconstituante. »

Toutes ces ressources si fort appréciées par les thérapeutistes les plus distingués, déclarées à elles seules suffisantes pour reconstituer par le calme qu'elles impriment au système nerveux, calme général, uniforme, égal, suivi bientôt d'une réaction excentrique, générale, uniforme, égale, pleine d'harmonie et de spontanéité : ces ressources on les a toutes à ce poste thermal, sous la main et sans dérangement pour les malades; on les a, associées à la balnéo-thérapie thermo-minérale.

MM. Trousseau et Pidoux admettent, avec M. Fleury :

« 1° Que les douches froides excitantes doivent être placées au premier rang des agents appartenant à la médication reconstitutive, en raison de l'action qu'elles exercent sur la circulation capillaire et consécutivement sur la composition du sang, la calorification, la nutrition et l'innervation.

« 2° Que plus rapidement et plus sûrement que tous les agents *hygiéniques et pharmaceutiques connus,* elles modifient le tempérament lymphatique en lui substituant un tempérament sanguin acquis. Cette heureuse influence paraît avoir été attribuée à une double action, l'une s'exerçant sur la nutrition et la composition du sang; l'autre sur les vaisseaux capillaires eux-mêmes dont les propriétés vitales et la contractilité sont excitées de manière à faire pénétrer des

globules sanguins dans les vaisseaux qui aupara-
vant ne donnaient passage qu'au sérum.

« L'effet de cette médication est constamment le
même et se manifeste tout d'abord sur les appareils
digestifs et musculaires, puis sur le système nerveux,
et enfin sur le sang et la circulation. »

Les résultats que l'application méthodique des douches froides amène dans ces maladies si fréquentes
(chlorose, anémie, lésions fonctionnelles du système
nerveux), ne seront-ils pas plus sûrement obtenus
lorsqu'à ces moyens énergiques on ajoutera simultanément l'action non moins efficace des eaux thermales
ferro-manganésiennes, soit qu'on les administre en
bains prolongés seulement, soit qu'on les introduise
en même temps dans les voies digestives par les
boissons?

Puis ces conditions générales d'un changement de
milieu, d'un climat tempéré, d'un pays topographique-
ment varié qui permet les promenades, l'exercice, les
courses lointaines, n'ajouteront-elles pas leurs influences salutaires? « L'exercice musculaire, a dit Brous-
sais, est le meilleur moyen de détruire la mobilité
convulsive, en consumant une activité superflue du
système nerveux et en appelant les forces vers la nutrition, vers les tissus exhalants et sécréteurs. »

La médication tonique et reconstituante, ainsi qu'on
vient de le voir, trouvera à Luxeuil les moyens les
plus complets d'une heureuse application.

CHAPITRE XI

Action des eaux salines. — Maladies dans lesquelles on les
emploie. — Contre-indications.

L'ensemble des éléments constituants des eaux salino-thermales de Luxeuil étant connu, est-il possible
d'en expliquer le mode d'action et les effets? Cette
question a renfermé jusqu'ici un problème dont la solution a semblé plus difficile que celui qui a trait à la
question des eaux thermales ferro-manganésiennes.
Pour ces dernières, en effet on a admis des propriétés
analogues à celles des préparations martiales en re-
connaissant aux eaux thermales des facultés curatives
spéciales résidant dans leurs diverses qualités propres. Mais ces qualités résident surtout dans les propriétés qu'elles ont de favoriser et de déterminer
l'action physiologique d'abord, qui devient ensuite
thérapeutique.

Examinons comment s'expriment les médecins qui
ont étudié l'effet curatif des eaux salines de cette station thermale.

« A ne raisonner que d'après les principes de la thérapeutique générale, il est fort difficile de trouver *une
explication passable* de ce mode d'action, et de rendre
raison des heureux résultats qui se produisent sous
son influence. A la vérité, les ingrédients qui entrent
dans la composition des eaux sont nombreux, d'une
activité incontestée, et introduits dans l'économie avec
l'eau qui leur sert de véhicule en assez notable quantité pour produire quelques effets. Mais il y a loin de
ces effets que la théorie peut prévoir à ces résultats
puissants et décisifs, hors de toute prévision théorique-
ment admissible, qui sont si souvent la conséquence
de leur usage. Telle est la première difficulté commune, d'ailleurs, à l'explication du mode d'action de
presque toutes les eaux minérales connues, puisque
toutes présentent le même désaccord entre les principes qu'elles contiennent et les résultats qu'elles produisent. La cause paraît donc disproportionnée aux
effets. (*Je ferai remarquer que cette appréciation ne peut
en aucune façon s'appliquer aux eaux ferro-manganésiennes.*)

« L'explication devient bien plus difficile si on considère, non-seulement l'étendue, mais encore la nature
des résultats obtenus : alors toutes les notions thérapeutiques sont en défaut; il n'est plus possible de trouver une corrélation entre les propriétés connues de
chacun des ingrédients minéraux des eaux alcalines de
Luxeuil, et les modifications produites par leur application à l'économie animale. En effet, les ingrédients

sont les chlorures de sodium et de potassium, les sulfate et carbonate de soude, la magnésie, la silice,
l'alumine, l'oxyde de manganèse et la matière animale.

« Or, les facultés actives de ces substances s'exercent
principalement *sur la constitution du sang* et fort peu
sur l'innervation ; c'est cependant dans le traitement
des névroses et des névralgies que les eaux salines de
Luxeuil obtiennent leurs plus *beaux triomphes*. Le plus
grand nombre de ces agents est classé par les auteurs
de la matière médicale parmi les évacuants, sous le
nom de purgatifs, diurétiques, sudorifiques, expecto-
rants, etc...; et pas un parmi les calmants, les sédatifs, les narcotiques, les antispasmodiques : comment
se fait-il que les maladies que l'on combat avec le
plus de succès par leur emploi, soient précisément
celles que les anciens appelaient maladies sans matière, et que dans nos théories les plus modernes nous
attribuons uniquement à la lésion du système nerveux ? Il faut avouer qu'il existe ici, entre les facultés
actives et les facultés curatives des ingrédients minéraux un défaut de corrélation évidente. » (B. ALIÈS,
Eaux minér. de Luxeuil, p. 45.)

Cet auteur, en signalant que les facultés actives des
substances contenues dans les eaux salines de Luxeuil
s'exercent principalement sur la constitution du sang, a
précisément indiqué la cause de l'action sédative de
l'innervation, ce *sanguis nervorum moderator*, qui commence à soulever un coin du voile. A cet antispasmo-
dique puissant, il faut, ainsi que je l'ai dit plus haut,

ajouter l'action des faibles traces d'arsenic et d'iode
renfermées dans les eaux salines, et qui étaient restées
ignorées jusqu'aux dernières et récentes analyses de
M. Leconte.

Faut-il chercher à s'éclairer maintenant en se jetant,
comme l'ont fait certains écrivains, dans les explications exclusivement basées sur l'humorisme? sera-ce
en disant qu'introduite dans l'estomac ou administrée
en bains à une température modérée, l'eau chlorurée
de Luxeuil est facilement absorbée par la peau ou la
membrane muqueuse des voies digestives, elle agit
alors comme émolliente, antiphlogistique, dissol-
vante et résolutive; que le système absorbant s'en
étant emparé, la fait passer dans le sang avec tous les
principes dont il est le véhicule, et circulant avec lui,
après l'avoir délayé, fluidifié (ce qui doit être précisément le contraire), il parvient dans les parties les
plus déliées, dans les plus fines ramifications des vaisseaux qui entrent dans la composition des organes,
y dissout les matières étrangères et nuisibles dont
la présence entrave ou suspend les fonctions nor-
males, etc., etc. Ces hypothèses, si en opposition avec
la saine physiologie thérapeutique hydro-thermale,
en général, et des eaux de Luxeuil, en particulier,
ainsi que de l'énergique hydrothérapie dont on y
fait usage : ces théories de l'ancien humorisme doivent être repoussées.

En attendant les progrès de la science, disons avec
les auteurs du *Dictionnaire des eaux minérales :*

« Indépendamment de leur type prédominant :
1° les eaux minérales mises en œuvre, représentent un
ensemble de principes et d'actions s'exerçant sur les
phénomènes les plus intimes de la nutrition, et donnent lieu de la sorte, soit à des combinaisons irréduc-
tibles, soit à des mouvements vitaux insaisissables ;
2° elles doivent toujours être considérées relativement
aux idiosyncrasies qu'on leur soumet. Nous vérifierons
le premier de ces objets à propos de leur action thérapeutique dont on ne saurait les séparer. L'autre point
lui-même se rattache encore mieux peut-être à la dis-
cussion des indications de la valeur curative, puisque les maladies chroniques, comme l'ont exprimé
MM. Trousseau et Pidoux, s'individualisent très-peu
dans leur sujet et que le traitement de ces états constitutionnels, originels ou acquis et véritablement
idiosyncrasiques, comprennent presque tout le champ
de la médecine thermale. »

Les effets physiologiques des eaux de Bains, de
Plombières et de Luxeuil, comme la thermalité et
la composition de ces sources, ont une grande res-
semblance. Cependant encore, ils diffèrent un peu, et
des nuances sont perceptibles au praticien, comme
ont été perceptibles au chimiste les fractions d'arsenic
et de manganèse qu'il a dosées, et qui ont différencié
les sources de Bains entre elles, les eaux des sources
de Plombières et celles des sources de Luxeuil, et
surtout celles de ces trois stations comparées.

La composition élémentaire peut-elle expliquer

pourquoi les eaux de Bains à l'intérieur et à l'extérieur
sont moins excitantes du système nerveux que celles
de Plombières, et pourquoi celles de Luxeuil, au
contraire, sont presque toujours calmantes, tout en
étant toniques? Je n'oserais l'affirmer, mais l'expérience démontre tous les jours qu'il en est ainsi.

Les eaux hyperthermales de Bains, de Plombières,
de Luxeuil, réussissent à peu près également dans
les affections rhumatismales, quelle que soit leur
manifestation prédominante, quel que soit le système
qu'elles occupent dans l'économie, et quel que soit
leur degré.

Les eaux alcalines de la Haute-Saône sont en général moins excitantes que celles des Vosges, et
pourtant leur minéralisation est plus considérable
que celle de Bains et de Plombières. (ROTUREAU,
p. 192.)

M. Rotureau constate que les eaux de Luxeuil
sont plus toniques que celles des autres stations voisines et qu'elles sont plus calmantes. En constatant
le fait, il en donne la raison : ces eaux sont plus névrosthéniques. Encore ici le *sanguis nervorum moderator*.

Maladies dans lesquelles les eaux alcalines sont utiles.

Les anciens médecins qui ont écrit sur les eaux salines de Luxeuil, Morel, D. Gastel, Fabert, énoncent d'abord les guérisons des maladies du tube digestif, connues sous les dénominations de névroses, telles que les gastrodynies, les gastralgies, les spasmes, les coliques d'estomac, d'intestins, le pyrosis, avec ou sans constipation, et les maladies humorales, l'anorexie, etc., etc., des appareils digestifs, les obstructions, la pituite épaisse, la bile dégénérée, la matière visqueuse, saline, etc., etc.

Fabert dit, en traitant de ces maladies : « Les médecins habiles y appliquent différents remèdes qui réussissent souvent, et il y en a plusieurs dont les cures sont multiples et connues; mais, parmi les remèdes que l'on peut employer, il en est peu d'aussi sûrs que les eaux minérales de Luxeuil. Elles nettoient l'estomac des mauvais levains, des humeurs trop gluantes qui empêchent les fonctions; elles absorbent les aigres et les acides qui contribuent si fort à déranger les digestions; elles fortifient les parties nerveuses. »

« Les faits exprimés par ces médecins, dans le langage et suivant les théories de leur temps, se passent aujourd'hui de la même manière qu'ils se passaient alors. Les formes de la langue et les théories de la science peuvent vieillir, les lois de la nature restent toujours les mêmes. Toutes les fois que les divers états pathologiques signalés par nos devanciers ne procèdent que d'une lésion de vitalité, que cette lésion existe sans altération matérielle concomitante, qu'elle est idiopathique et indépendante d'une cause générale, la guérison sera sûrement obtenue par l'usage des eaux minérales de Luxeuil.

« Enfin, lorsque les névroses existent sans complication, elles n'en cèdent pas moins à la médication par les eaux, quoique la maladie principale reste inaccessible à son action. N'est-ce pas là le caractère des médications spécifiques ? » (ALIÈS.)

Les faits restent les mêmes, les lois de la nature ne varient pas, mais le langage seul ne change pas. Les théories s'appuyant sur l'observation se réforment, et les explications rationnelles se font jour. Tout ce qu'on vient de lire de nos devanciers se rattache directement au mode d'action indiqué plus haut.

« Tous les rhumatismes trouvent certainement à Luxeuil des ressources thérapeutiques considérables. Cependant, on doit assigner à cette localité thermale la spécialité des rhumatismes musculaires et des rhumatismes nerveux. Les sciatiques paraissent être traitées avec beaucoup d'avantage par les bains à température élevée. Ce traitement convient aux paralysies au même titre que celui institué près des eaux analogues ou des chlorurées sodiques. Nous

ferons une mention spéciale des paralysies rhumatismales ou dépendantes d'un trouble particulier de
l'innervation. L'hystérie paraît être quelquefois heureusement modifiée par ces eaux. » La piscine du
Bain des dames, qui va être remise en usage, remplira
parfaitement les indications utiles aux états morbides
mentionnés dans ce paragraphe, ainsi que dans certaines affections des muqueuses, la névralgie, la scro-
fule. (*Dict. des eaux*, p. **312**, t. ii.)

En résumé, les maladies qui sont traitées en général avec succès par ces eaux salines, sont donc les
gastrites et les gastro-entérites chroniques, les névroses gastro-intestinales (gastralgies, entéralgies),
le catarrhe de la vessie, les contractures musculaires,
les rhumatismes musculaires, les rhumatismes articulaires, fibreux, les sciatiques chroniques, l'atrophie
des membres, l'hémiplégie, la paraplégie, les engorgements glanduleux, les engorgements articulaires,
les ankyloses incomplètes, les suites d'entorses, les
hépatites chroniques, les splénites anciennes, l'hystérie, la myélite, l'hypochondrie, la dysurie, certaines
affections calculeuses, etc., etc.

Cet aperçu me semble suffisant pour indiquer aux
médecins les affections chroniques dans lesquelles
on devra recourir à l'emploi de ces eaux.

Contre-indications. Les effets des eaux thermo-minérales étant connus par les guérisons qu'elles déterminent, sont déjà des inductions à ce qu'on appelle

contre-indications. Ainsi, les bains très-chauds, une
cure à la buvette ferrugineuse seront interdits aux
personnes pléthoriques ou menacées d'une hémor-
ragie pulmonaire ou cérébrale, ou d'une congestion
sanguine quelconque.

Mais on peut dire qu'en général il n'y a pas de
contre-indications absolues. La plupart ne sont relatives qu'à l'usage de telles eaux minérales ou de tel
mode de leur application. Il faut bien distinguer
l'inopportunité d'un traitement thermal d'une contre-
indication. On peut poser le cas de contre-indication
dans les maladies dites organiques ou dans celles qui
sont réputées incurables ou arrivées à un état de
chronicité tel que les ressources de l'organisme ne
pourraient plus se prêter à un travail de retour ou
de résolution. Cependant, à un état organique grave
se rattachent certains désordres symptomatiques qui,
sous l'influence d'un traitement thermal dirigé avec
attention et prudence, peuvent encore subir des améliorations, telles que les dyspepsies chez les cancé-
reux. Il y a cependant des affections dans lesquelles
la contre-indication de tout traitement thermal paraît
formelle. Ainsi, l'hydropisie générale, les maladies
dites organiques du cœur et des gros vaisseaux, les
paralysies succédant aux apoplexies récentes, les
périodes aiguës des maladies, etc., etc.

CHAPITRE XII

Mode d'administration. — Boisson. — Bains. — Bains de vapeur.
— Étuves. — Heures des bains. — Douches.

———∞———

L'administration des eaux minérales comprend :
1° la boisson ; 2° les bains tempérés, les bains chauds ;
3° les bains de vapeur ; 4° les inhalations ou les étuves ; 5° les douches.

1° Boisson. Les eaux de Luxeuil sont employées
sous toutes les formes. Il est peu de malades qui ne
fassent pas un usage interne de l'une ou de plusieurs
des sources alcalines ou ferro-manganésiennes.

Il est préférable de boire l'eau à la source même,
quoique l'action soit due plutôt aux principes constituants qu'à la thermalité. Mais celle-ci et la présence
des gaz en rendent la digestion plus facile et l'action
plus directe ; bue même à une température élevée,
cette eau n'a rien qui répugne ; l'absorption rapide des
principes détermine les effets d'une médication qui va

porter, dans les parties les plus intimes de l'organisme, ces éléments minéraux appelés à produire les
modifications désirées.

Les conditions d'assimilation sont très-variables
au début ou dans le cours du traitement. L'idiosyncrasie des malades doit être étudiée pour les régler. Il
faut éviter de boire l'eau à une température au-dessus
de 25° à 35° centigrades ; les doses doivent être
augmentées graduellement en évitant toujours les
quantités excessives : si quelques personnes peuvent
le faire impunément, c'est qu'elles sont douées d'une
puissance d'élimination rapide des principes introduits,
mais c'est toujours une témérité. Il est prudent de
mettre quinze à vingt minutes d'intervalle entre chaque verre. Si l'eau ne passe pas bien, ce qui se manifeste par des pesanteurs d'estomac, des rapports, des
éructations, il faut en attendre la digestion et recourir
au besoin à l'addition de quelque sirop, ou du lait,
ou enfin changer de source, en étudiant celle qui
peut convenir à l'état du malade. L'exercice, après
avoir bu, est d'une bonne pratique; il ne faut pas cependant y attacher une importance exclusive, comme
on le fait en Allemagne. L'eau passe bien quand elle
provoque un peu de diurèse et de diaphorèse. Les
eaux salines et ferrugineuses sont bues aussi aux repas avec avantage et mêlées au vin.

La constipation succède parfois aux premières prises
des eaux, mais quelques douches ascendantes suffi-
sent pour rétablir les fonctions déjectives.

2° BAINS. Les bains sont tempérés ou chauds.

La température moyenne d'un bain thermal varie de 30 à 34° centigrades, selon l'idiosyncrasie des sujets. Il se manifeste par l'action topique, une sensation douce et onctueuse qui rafraîchit et assouplit la peau. Cette sensation révèle un degré d'absorption qui ranime les forces et donne du bien-être. Cet effet est frappant surtout chez les individus qui ne pouvaient supporter les bains d'eau douce, sans subir une dépression notable de forces. Dans les bains minéraux, la fatigue, la courbature et un certain affaiblissement, résultent d'une médication mal appropriée ou mal dirigée. Toutefois, ces phénomènes peuvent se manifester d'une manière passagère, dans de bonnes conditions, après les premiers bains; mais si après une série, ils réapparaissent, c'est une indication de suspendre le traitement temporairemeut ou définitivement.

La durée du bain privé à Luxeuil est d'une heure et demie. Les malades peuvent rester cinq à six heures dans les piscines.

Bains chauds. La température varie ici de 36 à 40° centigrades. Le bain chaud a pour effet de stimuler la peau, de gonfler les veines, d'accélérer la respiration, de provoquer la transpiration de la face, et de produire un peu de congestion encéphalique. La durée de ce bain doit être très-courte, on ne doit le répéter qu'un nombre de fois limité, surtout quand il est très-chaud ; c'est alors un excitant. Par ce moyen

11

on agit vivement sur la peau, on en stimule les fonctions assoupies, on rappelle d'anciennes éruptions
répercutées, ou l'on réveille celles à formes torpides.

On active l'influx vital dans des affections chroniques, et par des réactions successives on rétablit les
fonctions.

Bains de piscine. C'est le mode de balnéation le plus
anciennement connu. Depuis bientôt deux siècles, le
bain en commun a subi des restrictions; il a été conservé à Luxeuil dans d'assez grandes proportions. On
y a créé, en outre, des piscines de dimension réduite
qu'on nomme *piscines de famille*, qui ne contiennent
que de trois à cinq personnes.

On a remarqué, avec justes raisons, que pour l'immersion prolongée, la piscine présente de grands
avantages sur la baignoire; en effet, le bain de piscine peut être prolongé pendant plusieurs heures, sans
provoquer l'ennui, l'eau en est courante, les baigneurs ne sont pas condamnés à l'immobilité et à la
solitude.

Il n'y a rien qui puisse répugner dans ces bains pris
en commun. On n'y admet qu'après un premier bain,
dit de propreté; tout ce qui est plaie, exutoire, éruption, et peut provoquer l'inquiétude ou le dégoût, en
est sévèrement éloigné. L'eau y est renouvelée; les
sexes sont complétement séparés.

3° BAIN DE VAPEUR. La vapeur de ce bain est fournie par les émanations spontanées des sources du

grand Bain : elle renferme une certaine quantité de gaz natifs, ou des produits gazéiformes de cette eau minérale, et quelques-uns des principes minéraux qui s'en dégagent, mais qui n'ont pas été recherchés par M. Leconte.

L'action des bains de vapeur est éminemment perturbatrice : elle a pour agent principal la thermalité. L'activité sécrétoire de la peau permet de prolonger ce bain à un très-haut degré pendant un assez long temps; l'excitation donnée à l'enveloppe tégumentaire, en augmentant l'énergie de ses fonctions, établit à la périphérie une action qui, en s'irradiant dans tout l'organisme, opère de puissantes révulsions.

Après ce bain dont la durée varie de 30 à 45 minutes, il est prudent de se mettre au lit ou d'avoir recours au massage.

4° BAIN D'ÉTUVE. Les évaporations spontanées des sources du grand Bain alimentent aussi la Salle d'étuve.

Ici l'action est la même que dans le bain de vapeur; mais elle est beaucoup plus intense; les voies aériennes ne sont pas exceptées. Aussi la respiration est-elle promptement accélérée et tend-elle à devenir anhéleuse; mais l'accumulation de vitalité qui se fait sur toute la surface de la peau augmente l'énergie de ses fonctions. Les sécrétions abondantes de sueurs rendent cette atmosphère supportable, en ayant soin de combattre la fluxion cérébrale par des applications froides sur la tête.

L'inspiration des éléments minéraux contenus dans la vapeur a-t-elle une action thérapeutique ? Jusqu'à ce jour, l'observation n'a rien établi de précis, surtout près de ces sources dont la minéralisation est peu considérable. La durée du séjour dans l'étuve est très-variable ; elle dépend de circonstances nombreuses qui ne peuvent être déterminées ici ; j'y ai laissé des malades quelquefois pendant deux heures.

Demi-bains. Certaines prédispositions aux congestions cérébrales ou pulmonaires ne permettent pas à tous les sujets l'immersion totale du corps dans l'eau. Dans ces cas, qui ne sont pas très-rares, il faut se borner au demi-bain, dont le niveau ne doit pas dépasser la base du thorax ; il faut alors, à l'aide d'un peignoir de grosse flanelle, mettre à l'abri du froid les régions non immergées.

Les demi-bains, selon leur température, sont utiles pour combattre les affections des viscères abdominaux, du bassin, du siége, des membres pelviens, etc. Ils remplacent avec avantage les bains de siége, qui ont surtout les inconvénients d'une position gênante, et d'un brusque abaissement dans la température.

Bains de pieds. Ces bains consistent dans l'immersion des jambes dans l'eau d'un bain spécial. On les administre ordinairement très-chauds et de courte durée, comme révulsifs de tous genres, soit de la tête,

de la poitrine ou du bassin. Dans le traitement thermal, ils n'ont qu'un emploi accidentel.

Heures des bains. On peut prendre son bain à toute
heure du jour, pourvu qu'un temps suffisamment
long se soit écoulé depuis le repas; cependant la ma-
tinée est généralement préférée.

Quoique l'on ait écrit que les anciens allaient aux
bains après le repas sans qu'il en résultât d'accidents;
qu'ils faisaient même de cette pratique un moyen *de
volupté gastronomique,* que Hippocrate et Celse approu-
vaient cette méthode et lui attribuaient la propriété
de favoriser l'embonpoint : malgré ces antiques auto-
rités, je crois plus sage de ne pas se conformer à ces
opinions.

Mais on peut sans inconvénient, surtout dans l'emploi des bains prolongés, y prendre un léger repas.
Il est même parfois utile de le faire.

La balnéation pendant la période menstruelle ne
doit pas être proscrite d'une manière absolue. Sous
certaines conditions, elle doit être pratiquée.

5° DOUCHES D'EAU. On désigne ainsi le mode très-
varié d'administration des eaux, par lequel on per-
cute une partie ou la totalité du corps.

Dans leur application, les douches sont générales,
partielles ou locales : elles sont fortes, ordinaires,
moyennes ou faibles.

Dans leur but, elles sont percutantes, résolutives,
de lotion, de réaction. La température, la pression et

la durée en déterminent le caractère. L'action se diversifie aussi selon la forme de l'appareil distributeur, qui est fixe ou mobile. La douche est simple ou mixte selon qu'on la donne à la température de la source, ou qu'on la varie par une addition d'eau froide ou tempérée.

Les douches partielles résolutives sont administrées de préférence avant le bain; celles de lotion ou vulvo-utérines, le sont pendant la durée de celui-ci. La température des douches doit être à peu près égale à celle des bains. Il n'en est pas de même de celles qui sont consécutives, et qu'on nomme de révulsion et de réaction.

Douches ascendantes. On appelle douches ascendantes, celles dont le jet est dirigé de bas en haut à une pression plus ou moins forte. Elles sont vagino-utérines, vulvaires, ou périnéo-rectales : elles doivent être plus énergiques quand elles sont périnéo-rectales que quand elles sont vagino-utérines. Ces dernières exigent beaucoup de ménagements sous les rapports du jet et du diamètre. Les douches ascendantes sont externes ou internes, selon qu'on les applique au périnée, à la vulve, au vagin ou au rectum. Toutefois, dans le premier cas, il arrive souvent que l'eau pénètre, jusqu'à un certain degré, dans les cavités vaginale ou rectale. L'action en est directe ou indirecte.

Les douches vulvaire, vaginale, utérine sont administrées comme résolutives ou congestives. Les premières ont pour objet de combattre la leucorrhée, les engorgements, les érosions atoniques de l'utérus, les relâchements ligamenteux et certains ramollissements. Les douches congestives s'adressent à l'aménorrhée, la dysménorrhée. Il arrive assez souvent que les femmes ne peuvent les supporter; il faut donc en surveiller soigneusement l'emploi et les remplacer par des irrigations.

Les douches anales ou rectales, en agissant contre les embarras du gros intestin, excitent l'action sécrétoire et contractile de cet organe. Leur action est donc directement inverse de celle des lavements émollients auxquels on a communément recours pour combattre les constipations. Ceux-ci sont relâchants; les douches ascendantes sont tonifiantes. Quand elles sont rectales, on introduit dans l'anus une canule à l'aide de laquelle on fait arriver l'eau dans la cavité intestinale avec plus ou moins de force jusqu'à ce qu'un sentiment de plénitude se fasse sentir. On repousse alors dans la cuvette le liquide introduit, et l'on recommence ainsi plusieurs fois.

Les douches anales sont celles qui ne s'appliquent qu'à l'anus. Celui-ci, sous l'influence du choc, s'entr'ouvre et laisse pénétrer le liquide, qui ressort, après être arrivé à une certaine hauteur. Dans le cas de spasmes du sphincter, il faut l'introduction de la canule. Ces moyens sont héroïques pour vaincre la constipation et rétablir les fonctions de la défécation d'une manière définitive et régulière.

Les douches ascendantes externes sont aussi congestives pour l'établissement ou le rappel des tumeurs hémorrhoïdales : elles provoquent la circulation dans les gonflements passifs, dans les engorgements ou la pléthore abdominale. La présence de fissures à l'anus n'est pas une contre-indication ; le choc de l'eau peut même exercer sur elles une action salutaire.

Les douches ascendantes périnéales sont résolutives dans les engorgements prostatiques, et toniques dans les pertes séminales. Il faut en surveiller les effets chez les individus atteints de lésions cérébrales.

On peut dire, en général, que les douches ascendantes constituent une partie importante de la médication hydro-thermale.

Les autres douches sont administrées à l'aide d'appareils distributeurs qui varient dans leur forme, dans leur percussion et leur température, selon la constitution des malades, les effets que l'on veut produire. De là, les douches en pluie, en arrosoir, en lame, en piston, etc., etc.; enfin les douches à haute pression, les douches jumelles ou écossaises, c'est-à-dire celles dont le jet est alternativement d'eau chaude et d'eau froide.

L'action de ces nombreux moyens hydrothérapiques est d'autant plus énergique que l'on emploie l'eau à une température plus élevée ou plus basse; que le jet en est plus volumineux et sa course plus rapide. L'emploi du genre des douches est réglé d'après la constitution du malade et son état pathologique. Il est bon de préparer, par quelques balnéations préalables, à l'action des douches, dont la durée varié de cinq à quarante minutes. Il faut éviter de percuter la même place pendant un temps trop long : on peut prendre les douches à toute heure du jour, en se conformant aux prescriptions indiquées pour les bains.

L'action des douches est stimulante, perturbatrice et sudorifique : elle est éminemment résolutive ; elle tient de la friction, du massage, de la flagellation.

CHAPITRE XIII

Moyens auxiliaires ou adjuvants. — Durée de la cure. — Époque
de la saison thermale. — Hygiène.

On appelle *moyens auxiliaires* les moyens étrangers au traitement thermal lui-même, qui peuvent en
développer et compléter les effets, tels que l'attitude,
la topographie, la gymnastique, le massage, etc., etc.

« La médication que l'on obtient à l'aide des eaux
minérales prises sur les lieux est nécessairement le
produit de plusieurs médications réunies, dépendantes
de l'air, du climat, de la température et des changements dans la manière de vivre, dans les habitudes et
les idées des individus qui se transportent à la source.
Plusieurs médications hygiéniques se joignent donc
ici à l'action médicamenteuse, et en marquent les
effets. » (GUERSANT, *Dictionn. de médecine.*)

« Autant que possible, il faut s'abstenir de médicaments et laisser à l'air pur, aux eaux, au régime,
toute leur action sur les malades. » (M. le docteur
PATISSIER, *Manuel des eaux minérales.*)

A part quelques très-rares exceptions, c'est le système qui réussit le mieux au poste thermal de Luxeuil.

De la durée de la cure. Le mot *cure,* employé par les Allemands, veut dire : durée du traitement thermal. Cette expression est préférable à celle de saison, qui ne devrait s'appliquer qu'à l'époque de l'année où l'on se rend aux diverses stations.

La durée de la cure est routinièrement limitée à vingt et un bains. Quelle que soit l'origine de cette période, elle ne doit avoir rien d'absolu. Si, après vingt et un jours d'un traitement thermal, on obtient de fréquentes guérisons, ce n'est pas une raison pour assujettir tous les malades à ce nombre, et pour prétendre juger en dernier ressort de l'efficacité des eaux minérales. Si celles-ci jouissent du privilége remarquable et spécial d'exercer une si puissante action dans un temps aussi court, il n'est pas admissible qu'il doive en être de même dans tous les cas. Les idées sont tellement arrêtées à cet égard, qu'il est presque impossible de les changer. Bien des malades qui eussent recueilli d'heureux résultats d'un traitement prolongé, préfèrent ajourner à l'année suivante plutôt que de persévérer. Il est vrai qu'après une cure, les effets ne se sont pas toujours révélés d'une façon définitive, et que ce n'est ni une erreur ni une consolation banale donnée aux malades, que de leur faire espérer des améliorations consécutives. Les

faits démontrent chaque année qu'il en est ainsi, et
la théorie ne répugne pas à admettre que l'impulsion
donnée à l'organisme par des eaux minérales, se pro-
longe au delà de leur application ; néanmoins, le
médecin, qui le juge nécessaire, doit insister fortement près des malades pour les retenir.

Époque de la saison thermale : C'est une croyance
généralement répandue que les eaux minérales ne
doivent être prises qu'à des époques déterminées assez
restreintes : « On confond trop aisément l'usage médical des eaux avec les convenances personnelles ou
relatives. » (*Dict. des eaux.*) Quoiqu'il faille tenir
compte des conditions atmosphériques, on ne doit pas
cependant y subordonner l'action thérapeutique des
eaux considérée en elle-même. Il est évident que la
saison qu'il fait ne saurait changer, en aucune façon,
la manière dont cette action s'exerce. Quelque idée
que l'on se fasse de l'action intime et moléculaire des
eaux, on ne saurait admettre qu'elle change suivant
la saison, et qu'elle se trouve elle-même soumise aux
influences de l'atmosphère.

Mais il est des circonstances relatives au mode
d'administration, qui ne sont pas tout à fait indépen-
dantes. Ainsi une saison froide se prêtera mal à l'u-
sage des bains, des douches, des étuves, sans toutefois en paralyser les effets, qui seront moins prononcés
peut-être.

En prenant plus de précautions contre les refroidissements, on amoindrira les inconvénients d'une saison pluvieuse ou à température variable. Il ne faut pas méconnaître que les relations de convenance entre la saison et la maladie qu'il s'agit de traiter, offrent le plus grand intérêt. Cependant, dans un climat comme celui de la Haute-Saône, on peut faire usage des eaux depuis le 15 mai jusqu'à la fin de septembre.

Hygiène. Le traitement thermal reconnaît trois éléments principaux :

1° L'eau minérale ou l'agent médicamenteux qui se trouve mis en jeu.

2° Les agents balnéo-thérapiques qui multiplient les formes sous lesquelles l'eau minérale peut être administrée.

3° Les conditions hygiéniques particulières rencontrées par les malades. (*Dict. gén. des eaux.*)

L'hygiène, comme complément d'un traitement thermal, ne doit pas être négligée. Elle apporte au malade un changement de milieu et d'habitudes qui modifie les conditions dans lesquelles sa santé s'est altérée. Outre les différents changements, l'exercice, les distractions, l'absence de préoccupations, une grande régularité dans l'observance des traitements sont des causes multiples et variées qui tendent à un résultat commun. Sous ces influences, l'organisme chroniquement altéré subit des modifications profondes et successives, qui doivent le ramener de l'état morbide à l'état normal et le maintenir dans cette voie nouvelle.

A ces conditions de l'hygiène générale, les baigneurs doivent joindre certaines précautions dans leurs habitudes et leur manière de vivre. Ainsi les vêtements seront, de leur part, l'objet d'une attention très-particulière pour se protéger contre ces abaissements de température qui, sans être aussi brusquement violents à Luxeuil que dans les gorges profondes, sont cependant quelquefois sensibles. Il est indispensable d'avoir à sa disposition des vêtements chauds pour entretenir l'action de la peau qui, par le fait d'un traitement balnéaire et hydrothérapique, reçoit un accroissement d'énergie et d'activité fonctionnelles.

L'exercice doit être aussi actif et aussi prolongé que possible après les bains et les douches. Si l'état du malade ne le permet pas, ce dernier fera bien de se mettre au lit pendant une ou deux heures.

Il est d'un usage assez fréquent aux eaux de se coucher de bonne heure le soir ; la vie y est généralement active et matinale. Il faut éviter les veilles prolongées, qui fatiguent et nuisent à l'action du traitement.

L'alimentation sera sobre, mais substantielle. Elle devra être en rapport avec l'état du tube digestif et les puissances assimilatrices du malade. Le régime

sera donc sain et simple; l'usage du vin sera modé-
ré, mais en quantité suffisante.

Les relations doivent être, autant que possible,
agréables et calmes : pendant la cure, on évitera
tout ce qui peut occasionner de vives impressions
morales.

La nature du logement dont on fait choix sera prise
en sérieuse considération.

CHAPITRE XIV

Direction de la cure par le médecin. — Statistiques.

———

Il n'entre nullement dans ma pensée de discuter ici le décret qui a rendu libre l'usage des eaux minérales. M. le docteur Tardieu, dans son remarquable rapport à l'Académie de médecine, au nom de la commission des eaux minérales sur le service de ces eaux en France, a examiné cette question avec le talent et l'indépendance qui caractérisent le savant professeur. Je n'entrerai donc dans aucun détail, soit administratif, soit même de principe. Je me bornerai à traiter de la direction de la cure par le médecin près des malades qui ont invoqué ses conseils. Je rapporterai quelques-uns des cas nombreux dans lesquels l'application par le médecin est indispensable. J'en signalerai d'autres où il eût été heureux pour les malades d'avoir ses conseils. Ces faits renferment nonseulement une question de progrès pour la médecine hydro-thermale; mais aussi un enseignement sur la

sollicitude due aux ignorants par les hommes
éclairés.

Je n'admets pas que le traitement thermal doive
être, sur une simple prescription, abandonné au malade ou à des personnes étrangères à l'art de guérir
et n'ayant que des habitudes manuelles, telles que em-
ployés au service des bains, doucheurs, etc., etc...
L'indication de telle eau à boire à telle ou telle heure,
en telle ou telle quantité, de tel bain de telle durée,
n'est pas indifférente ; mais c'est surtout au chapitre
des douches que l'utilité du médecin se révèle. Dans
certains cas, une douche est, qu'on me permette la
comparaison, une sorte d'opération dans laquelle
l'instrument tranchant est remplacé par un jet d'eau,
par sa température, par son choc, etc., etc... Il faut
rechercher ou éviter telle région, tel organe, les percuter plus ou moins énergiquement : il faut, par les
effets ressentis, apprécier les modifications à apporter
dans l'emploi du moyen actuel.

Dans plusieurs circonstances, j'ai eu à me féliciter
d'administrer moi-même certaines douches locales,
qu'il a fallu modifier ou supprimer, séance tenante.
L'an dernier, une famille venue à Luxeuil, après avoir
fait précédemment plusieurs saisons à différentes stations thermales, me présenta une prescription des
médecins qui lui donnaient des soins à Paris. On
conseillait les bains généraux et l'essai, avec prudence, de quelques douches fines, mais à la condition expresse et exclusive qu'elles ne seraient admi-

nistrées que par le médecin. La malade était une
jeune personne atteinte d'une névralgie intercostale
sous-mammaire du côté gauche. Cette maladie avait
résisté aux cures antérieurement faites et aux moyens
thérapeutiques mis en œuvre. Je me conformai donc
à la prescription, et, après plusieurs tentatives in-
fructueuses d'abord, je parvins à faire supporter l'action percutante et à amener une amélioration notable :
une guérison définitive rendit à ses habitudes so-
ciales une personne qui, depuis un certain temps, en
était éloignée par cette maladie plus pénible que dan-
gereuse.

Une jeune femme, hystérique au plus haut degré,
atteinte, en outre, d'une effroyable gastralgie qui fréquemment se manifestait par des vomissements ou
des vomituritions d'une durée parfois de douze heures, me fut aussi adressée. Les accidents déterminés
par l'état gastralgique, compliqués de phénomènes
hystériques, étaient tels qu'ils ressemblaient en tous
points aux perturbations les plus intenses de la nau-
tiésie ou mal de mer. Il fallait, de toute nécessité,
tenter l'action des douches contre de tels désordres,
qui avaient résisté à toutes les médications. L'épuisement des forces générales, l'amaigrissement et une
grande exaltation du système nerveux utérin étaient
résultés conséquemment de cet état gastralgique, qui
ne m'a pas semblé dépendre de la névrose utérine,
quoiqu'il dût exister une certaine corrélation dans les
troubles fonctionnels de ces deux organes. Les pre-

mières douches furent appliquées avec les plus grands soins aux régions épigastrique et dorsale. Malgré la ténuité de l'appareil distributeur et la faiblesse de la percussion, la malade ne put les supporter et fut prise de syncope. Peu à peu cependant, les premières impressions diminuèrent, et je pus augmenter le volume du jet, la force du choc et la durée de la douche. L'hypogastre fut aussi, vers le milieu du cours du traitement, soumis à l'action des douches, et, la malade, après cinq semaines de ce régime, repartit notablement améliorée.

N'était-ce point ici encore une sorte d'opération qui nécessitait l'action directe du médecin ? Des circonstances analogues se présentent souvent à Luxeuil.

Voici l'esquisse sommaire de faits qui se sont passés dans des conditions contraires.

Il y a trois ans, un malade âgé de quarante-cinq ans, d'apparence robuste, après avoir pris l'avis d'un médecin, commença une cure. Il était atteint de rhumatismes des grandes articulations et notamment des genoux. Pendant le traitement qu'il continua jusqu'au vingtième bain sans nouvel avis, il avait ressenti plusieurs fois des exaltations dans les douleurs et certains malaises dans les fonctions respiratoires : il les avait attribués à la cure ; mais il avait cru que c'était un signe favorable de l'efficacité des eaux. Les exacerbations se renouvelant fréquemment, l'insomnie et la dyspnée étant survenues, il fit demander

une consultation à laquelle je fus appelé. L'auscultation révéla une péricardite ancienne, une maladie du
cœur et des gros vaisseaux. On fit suspendre le traitement thermal; après quelques jours de repos, ce
malade retourna chez lui. Environ une semaine après
le départ, je fus demandé pour aller le voir, son état
donnant des inquiétudes sérieuses. Je ne pus me
rendre à cet appel, et je sus que la mort n'avait pas
tardé à l'enlever. Cet homme était atteint, comme on
l'a vu, d'affections organiques contre-indiquant un
traitement hydro-thermal, qui a bien certainement
hâté cette fâcheuse terminaison. On peut affirmer que,
si un médecin avait dirigé et suivi attentivement ce
malade, il ne l'aurait pas laissé poursuivre le cours
d'une cure dont les effets devaient être aussi perni-
cieux.

Un autre malade, qui m'avait consulté pour des
douleurs rhumatismales anciennes des enveloppes
de la moelle, et qui, pour d'autres affections, avait eu
l'habitude de l'hydrothérapie thermale, soit à Vichy,
soit à Uriage, alla, d'après mon conseil, dans un
des grands établissements hydrothérapiques de Paris,
pour se faire doucher sur le trajet de la colonne ver-
tébrale. La première douche fut exactement donnée;
elle produisit des effets immédiats de soulagement.
Le lendemain, le malade, plein de confiance, se rendit
au même établissement : il ne soupçonnait pas qu'il
pût y avoir de changement dans le mode d'administration et s'en rapporta à l'employé qui l'avait soigné

la veille. Quoique un certain malaise se fît sentir au
début, en malade docile et courageux, il se laissa faire
jusqu'à la fin ; mais alors il se sentit pris de frissons,
de sensation de plénitude concentrique, et une véritable syncope survint. On chercha le médecin ; on
recourut aux moyens artificiels pour rappeler la spontanéité vitale. Après un certain temps, on n'y parvint
qu'incomplétement. Le malade crut que la marche
rétablirait la réaction. Il se mit en route vers mon
domicile, distant environ de 600 mètres. En entrant
chez moi, les mêmes phénomènes se reproduisirent;
j'eus recours aux frictions sèches et chaudes, aux
couvertures de laine, aux boissons chaudes et stimulantes, et ce ne fut qu'après deux heures que l'action
vitale s'établit franchement : mais il resta un embarras
et une pesanteur de la tête; les troubles primitifs
s'accrurent et persistèrent ainsi pendant un temps
assez long.

Les exemples de ce genre ne sont pas rares, et l'on
pourra s'en convaincre, si l'on veut suivre attentivement les faits qui résultent de l'abandon des malades
aux soins purement manuels des doucheurs, ou de
l'absence de la direction du médecin. Le malade dont
il s'agit m'a formellement déclaré que la douche lui
avait été administrée trop froide, trop longue de
durée, et à une percussion beaucoup plus forte que
celle de la veille.

Il y a quelques années, j'ai constaté deux cas de
mort à une station dont les eaux sont si faibles que

l'analyse n'a décelé à peine que quelques principes fixes et dont la thermalité n'est qu'à 22° centig. au griffon. L'un des malades avait bu abondamment; l'autre n'avait fait usage des eaux qu'en bains.

L'an dernier, une malade envoyée par le médecin de son village, vint à Luxeuil pour prendre les eaux. Cette femme, croyant être assez éclairée par les instructions qui lui avaient été données, se mit à l'œuvre : elle prit des bains prolongés de piscine. Après quatorze jours, elle sentit que le malaise qui s'était d'abord manifesté et qu'elle attribuait aux premiers effets des eaux, augmentait au point de la rendre beaucoup plus souffrante; elle s'en ouvrit à une voisine de bains, qui lui conseilla fortement de venir me consulter. Cette malade ne m'avoua pas d'abord qu'elle eût fait usage des eaux. Je l'examinai, et, par l'auscultation, je reconnus qu'elle était atteinte d'une hypertrophie du cœur. Je lui conseillai de ne faire usage d'aucune cure. Elle me raconta alors ce que je viens de dire. Je la fis retourner chez elle, après quelques jours de repos. De tels faits, et ils sont nombreux, dispensent de tout commentaire.

Il est regrettable que les malades qui affluent aux stations thermales absorbent tous les moments des médecins, et ne permettent pas de leur donner ces soins minutieux, mais utiles. Toutefois, il faut savoir, à force d'activité, se multiplier et faire un choix des cas qui exigent plus spécialement l'intervention directe du médecin. Il faut, autant que possible, com-

muniquer avec les malades pendant toutes les périodes
d'un traitement thermal.

Statistiques.

Les relevés statistiques, les tableaux récapitulatifs
n'ont pas seulement l'intérêt des nombres considérables ; ils fournissent des enseignements à l'aide desquels on établit des cadres nosologiques qui indiquent,
d'une manière générale, les genres de maladies contre lesquelles on peut espérer des effets salutaires de
telles ou telles sources.

Il est infiniment préférable de recueillir les observations et de fournir des analyses explicatives ; mais
la plupart du temps cette manière de faire est impra-
ticable.

Quoique les malades qui se rendent aux stations
thermales et que les différents états pathologiques
qui y font envoyer, soient très-variés, il est extrêmement difficile, pour ne pas dire impossible, de recueillir des observations complètes et minutieuses dans
les établissements qui n'ont pas d'hôpital, et, encore
comme le dit M. le docteur Delacroix, dans une cli-
nique de ce genre (hôpital thermal), on ne trouve
assurément pas une aussi nombreuse variété d'altérations fonctionnelles, une aussi grande mobilité de
symptômes que chez les personnes du monde. On
conçoit que cette annexe d'un établissement thermal
ne puisse recevoir que des sujets sérieusement at-

teints, souvent même de malheureux écloppés que
l'art ne peut soulager qu'à demi.

Des difficultés nombreuses se dressent devant les
médecins, s'ils veulent, comme dans les hôpitaux, se
livrer, sans distraction ni obstacle, à la recherche des
causes morbides, noter les nuances d'une médication
thermo-minérale près des gens du monde. La constata-
tion de l'état actuel, les renseignements sur les causes,
sur l'ancienneté, sur le traitement antérieur sont des
documents nécessaires, et qui souvent ne peuvent
être fournis que très-inexactement. Quelquefois des
consultations écrites viennent aider à l'investigation,
il est vrai, mais exceptionnellement.

L'affluence des malades, leurs vifs désirs d'employer
tous les moyens balnéo-thérapiques simultanément,
sont autant d'obstacles qui constituent la difficulté
presque insurmontable de recueillir des observations
cliniques. Il résulte de tout cela la nécessité de se
contenter des heureux effets d'un sage et bienfaisant
nosologisme, ayant pour base la statistique et les tableaux récapitulatifs. Comme je l'ai dit, la science,
en progressant, remplacera ce nosologisme par des
explications raisonnées de la physiologie thérapeu-
tico-minérale.

CHAPITRE XV

On se rend de Paris à Luxeuil en dix heures par
le chemin de fer de l'Est, ligne de Mulhouse, qui a
quatre départs dans les vingt-quatre heures. La station d'arrivée est à Saint-Loup Luxeuil, distant des
thermes de 6 kilomètres. Une bonne voiture trans-
porte les voyageurs en moins d'une heure. Le par-
cours se fait à travers une contrée accidentée et couverte de forêts qui font une des belles promenades
des environs. Ce pays montueux et vallonné renferme
dans ses plis de terrains, tantôt de vertes prairies,
tantôt de jolis hameaux dont, à distance, on ne soup-
çonne pas la présence, et qui présentent tout à coup
un tableau varié et animé.

L'altitude de Luxeuil est de 417 mètres au-dessus
du niveau de la mer; celle de Paris n'est que de
30 mètres. Cette altitude moyenne par rapport à celles
de Barréges (1,217 mètres), du mont Dore (1,050), de

Cauterets (992), de la Bourboule (857), cette altitude a une influence marquée, *sans être trop active*, sur les fonctions de la digestion, de la circulation, du système nerveux qu'elle excite, en augmentant les fonctions de la peau, la sécrétion, etc., etc., et dans les autres phénomènes qui en dépendent.

Luxeuil est un chef-lieu de canton; la ville renferme 4,000 âmes de population fixe : elle est formée par une seule rue de plusieurs kilomètres ; elle commence au nord, un peu au delà des bains, pour se développer en ligne droite vers le sud jusqu'au faubourg de Saint-Sauveur. De chaque côté, sont des campagnes fertiles, des monticules forestiers. Là, point de carrefours, point d'amas de maisons qui emprisonnent l'air et gênent sa circulation. Par les soins d'une édilité vigilante, la propreté la plus parfaite y règne ; des trottoirs bitumés rendent la marche facile. M. David, maire de la commune, dévoué aux intérêts de l'établissement et de la localité, ne néglige rien de ce qui peut être utile ou agréable aux étrangers.

La physionomie d'ensemble a une certaine coquetterie ; les maisons y sont bien bâties en grès bigarré des Vosges ; çà et là, de belles places ornées de fontaines jaillissantes, des maisons remontant au xiiie siècle ou datant de la domination espagnole, lui donnent un cachet pittoresque.

Le Casino.

En face de la grille d'honneur des Bains, se trouve
le Casino. Cet établissement ne laisse rien à désirer
pour en faire un lieu de plaisir. Le rez-de-chaussée
renferme une salle de billard, une salle de restau-
rant, un salon de toilette, une cour avec deux charr-
milles touffues, des jeux de différentes espèces, une
rotonde couverte, dans laquelle on peut danser. Au
fond du vestibule d'entrée, un large escalier, à course
douce, conduit à l'étage où l'on trouve un magnifique
salon pour bal : ce salon communique avec d'autres
pièces pour la lecture des journaux, la musique, la
conversation et le jeu. Les façades du bâtiment sont
pourvues, au nord et au sud, de vastes balcons donnant sur les Bains et sur la campagne, où se déroule
un riche tableau de rivières, de campagnes cultivées,
de prairies et de forêts.

Promenades.

La nature du pays se prête merveilleusement aux
promenades sans fatigues. Les prairies, les mi-côtes
touchent à la ville. Les malades qui ne peuvent faire
les ascensions ne sont pas condamnés au repos forcé :
les excursionnistes ont à leur disposition les montagnes des Vosges et de la Haute-Saône.

Les bois et les forêts qui entourent la ville, sont

frayés de larges routes et de jolis sentiers qui conduisent à des sites pittoresques, à des fontaines limpides, à des ruisseaux qui serpentent de tous côtés.
Les chemins sont bordés de cerisiers qui fournissent
à la fabrication de kirsch-wasser, l'une des grandes
industries du pays.

En quelques minutes, on arrive aux bois du Banney, de la fontaine Leclerc, où des retraites fraîches
et ombreuses permettent le repos. De là, on continue
dans les bois· de Fontaine et la forêt de la Gabiotte.
De ces côtés (est et ouest) on trouve encore les bois
des Sept chevaux, la belle route de Breuches où, dans
un vallon délicieux, fonctionne l'importante filature
de M. Besanson. Là, un cordial accueil est fait aux
visiteurs. Une autre filature, appartenant aujourd'hui
à M. Mongeney, fonctionne aussi à l'entrée des bois
du Banney.

Ermitage de Saint-Valbert.

Distant de la ville de 5 à 6 kilomètres, cet Ermitage est le but de promenades journalières· à pied,
à âne ou en voiture. Le chemin le plus habituel est
toujours à l'ombre dans la forêt. Dans ce trajet, on
peut visiter les trois fontaines des Moines, des Bons
cousins et de l'Évêque. On arrive au village de Saint-
Valbert, qui n'a de remarquable que sa petite église
neuve, où est conservé le lit de pierre qui servit au
saint dont le village porte le nom.

L'Ermitage est quelques centaines de mètres plus loin.

On peut s'y rendre aussi par la route de Fougerolles ou par la tranchée de la forêt.

L'Ermitage appartient au petit séminaire, qui l'a fait restaurer. Il sert de but de promenade aux élèves de cet établissement. On y a installé des terrasses sur le bord de l'eau, avec des tables en pierre et des siéges qui sont mis hospitalièrement à la disposition des visiteurs. On y fait souvent transporter un déjeuner ou une collation, et l'on y trouve tout ce qui est utile à un service champêtre, sans exigence de rétribution.

En entrant dans la cour, on voit à gauche une cellule pratiquée dans le roc ; sur le mur à droite, on lit l'inscription suivante :

VALBERT, NOBLE SICAMBRE,
FAVORI DES ROIS, ILLUSTRE GUERRIER,
VICOMTE DE MEAUX, COMTE DE PONTHIEU,
FUYANT LES HOMMES DU MONDE,
VINT DANS CETTE GROTTE PROFONDE
SE CONSACRER A DIEU.

(Circa anno domi... 630.)

Dans cette cellule, on voit des espèces de tables taillées dans la pierre qu'on suppose avoir servi d'autels.

Dans la même cour, à droite, existe une grotte profonde, à voûte élevée et lourde, creusée dans d'énormes blocs de rochers. Du centre de cette voûte jaillit une source limpide. Sur les côtés, des sentiers escarpés et rocheux conduisent à un sommet duquel on domine le pays, et d'où l'œil embrasse un panorama varié et sans horizon.

Enfin par des rampes bien ménagées, on descend sur les terrasses du bord de l'eau. Cette partie, si agréable dans les grandes chaleurs, demande quelques précautions de la part des visiteurs.

Saint Valbert, successeur de saint Eustaise, fut le troisième supérieur du monastère de Luxeuil. Parfois il quittait l'abbaye pour venir se livrer à la méditation dans cette solitaire retraite si appropriée au recueillement.

Excursions.

L'une des plus fréquentes excursions est celle de Plombières, qui comprend Fougerolles et le val d'Ajol.

Fougerolles est une commune très-étendue, comptant près de 8,000 habitants disséminés sur tous ses points.

La route qui y conduit est ravissante de végétation, d'habitations, d'accidents de terrain et de points de vue. On trouve dans ce pays de vraies forêts de cerisiers. Fougerolles est la limite du département, à 8 kilomètres de Luxeuil. Il est traversé par la rivière de la Combeauté, qui le sépare du département des Vosges.

« C'est dans cette partie du pays que se trouve la

race la moins mêlée des anciens Séquanais, dont beaucoup se refugièrent au fond des forêts, pour se soustraire à la fureur des hordes barbares qui ravagèrent le pays dans les premiers temps de l'ère chrétienne.

« A peu de distance de Fougerolles, sur la gauche de la belle vallée dans laquelle coule la Combeauté, on remarque sur la montagne un vieux château féodal qui, autrefois, était le séjour des seigneurs du pays. » (CHAPELAIN.)

Le *val d'Ajol* est un peu plus rapproché de Plombières. Ce val est certainement l'une des plus belles vallées de France.

On se hâte de monter à une terrasse élevée, sur le sommet de la montagne qu'on appelle *la Feuillée*. On y arrive en voiture assez facilement par une large route sinueuse. Des sentiers escarpés et pierreux, coupant à pic les mamelons, fournissent aux piétons un chemin plus court pour arriver au plateau.

De ce point, rendez-vous très-fréquenté par les baigneurs de Luxeuil et de Plombières, l'œil embrasse le spectacle le plus grandiose et le plus varié qu'on puisse imaginer. A ses pieds on voit se développer le magnifique val couvert de fabriques, de fermes, de pâturages, de prairies parcourues par les nombreuses sinuosités de la Combeauté. Tout y annonce l'activité, le travail, la prospérité, l'aisance, la fertilité. A droite et à gauche, les horizons sont sans limites. Les flancs des montagnes élevées qui encaissent la vallée sont d'une variété infinie.

Ici sont des mamelons et des croupes cultivés; là
des forêts de sapins, de chênes, de hêtres, de bou-
leaux, sombres et noirs, luisants et argentés, mêlées
à des pics rocheux et hardis, qui font de cet ensemble
le tableau le plus grandiose et le plus imposant.

La Feuillée est un lieu de repos et de restauration.
On y apporte les principales provisions, et l'on y
trouve les accessoires nécessaires à un repas de ce
genre.

Plombières est la fin de l'excursion. De *la Feuillée,*
il reste 4 kilomètres à parcourir pour compléter les
16 kilomètres qui séparent de Luxeuil cette localité
thermale. On descend par une route rapide du haut
de laquelle on aperçoit la gorge profonde dans laquelle sont la ville et les bains. On revient ordinairement par la Croisette, route entièrement différente
de l'autre, mais aussi remplie de charmes, et qui ramène à Fougerolles.

Faucogney est aussi un but d'excursion pour les
baigneurs. A l'entrée des Vosges, dont l'aspect se rapproche des montagnes de la Suisse, à 18 kilomètres
de Luxeuil, est la petite ville de Faucogney. Sur la
route, on aperçoit le village de Froide-Conche, situé
sur les bords du Breuchin. Le paysage est resserré
par les chaînes vosgiennes et jurassiques.

Après avoir parcouru les accidents de terrains les
plus variés, on arrive à l'ermitage de Saint-Co-
lomban.

« C'est dans cette majestueuse solitude que ce

saint personnage, lorsqu'il habitait Annegray, venait se livrer à la prière et à la méditation. Une légende rapporte que saint Colomban trouva un jour, près de la source, un ours qui s'y désaltérait, auquel il signifia de lui céder la place.

On trouve une variante de cette légende dans l'*Histoire ecclésiastique* de l'abbé Fleury :

« Comme saint Colomban était accoutumé à se préparer par une solitude plus étroite que celle d'Annegray, il choisit pour cet effet une caverne dont il avait chassé un ours, à sept milles environ d'Annegray. Il y fit sortir une fontaine par ses prières. » (CHAPELAIN.)

Faucogney est une petite ville couchée aux pieds de montagnes ardues et gigantesques. On voit encore sur l'une d'elles les restes d'un ancien château-fort. Cette localité a acquis une grande célébrité dans les annales de l'histoire du XVIIe siècle, sous Louis XIV, par sa défense vigoureuse contre les armées assiégeantes de ce roi et commandées par le marquis de Rénel. Les femmes et les enfants prirent une part héroïque à cette mémorable résistance.

De nos jours, la célébrité de Faucogney réside dans ses sites pittoresques et les excellentes truites qu'on y pêche dans le Breuchin.

Près de là se dresse la montagne de Saint-Martin, dont le sommet est assez pénible à atteindre et même presque inaccessible dans certains temps de l'hiver. Malgré ces difficultés, la commune y a placé son ci-

metière. De ce point, l'œil découvre à perte de vue
la vallée qui conduit à Luxeuil.

A quatre kilomètres, le village de Coravillers est
situé aux pieds du mont de Fourche : « Du sommet
de cette montagne on est saisi d'admiration. La vue
embrasse un vaste horizon et plonge dans la belle
vallée qu'arrose la Moselle, qui serpente au travers
d'une riche contrée parsemée d'un très-grand nombre
de fabriques, dont les immenses produits se répandent
dans toutes les parties du monde. » (CHAPELAIN.)

Il y a encore d'autres buts d'excursions nombreuses, pittoresques et intéressantes à la forge du Beu-
chot, à Beaudoncourt, à Visoncourt et dans les différentes parties des Vosges.

Antiquités.

Les fouilles qui ont exhumé les antiquités dues
aux peuples gallo-romains, ont enrichi les musées,
les collections particulières et l'établissement de
Luxeuil ; mais on trouve dans la ville des monuments
qui, pour être postérieurs à ces époques, n'en sont
pas moins curieux et méritent ici une mention.

Sur la place du Marché, attenant à l'église, sont
des cloîtres qui, dit-on, remontent au viiie siècle.

L'église paroissiale, qui autrefois était celle de
l'abbaye, date de 1210. L'architecture extérieure en
est lourde ; mais les voûtes intérieures sont d'une

certaine hardiesse. Le gouvernement l'a classée dans
les monuments historiques et la fait restaurer. Dans
le chœur on trouve encore de belles sculptures. Le
buffet d'orgues est d'un beau et riche travail.

Une remarquable maison dont l'architecture remonte à la fin du xive siècle, et qui fut habitée par le
cardinal Jouffroy, mérite l'attention des visiteurs. Son
balcon en pierre, sa tourelle détachée, ses sculptures
finement fouillées dans la pierre, au milieu desquelles
on voit les chiffres du cardinal, sont d'un effet gracieux et hardi.

« En face se trouve un monument de la même
époque, d'architecture sarrasine, et qui servit pendant
longtemps d'hôtel de ville. Tout annonce que cet édi-
fice avait eu pour première destination de loger les
troupes de la garnison. La tour se termine par une
plate-forme où l'on plaçait les sentinelles qui veil-
laient à la garde de la place. Au-dessus de chacune
des fenêtres qui l'éclairent est tracé en relief un mot
de l'*Ave Maria*, en lettres gothiques. Du haut de cette
tour la vue se perd dans l'espace. »

Des historiens prétendent que c'était la maison pa-
ternelle du cardinal Jouffroy, né à Luxeuil, en 1412,
d'une noble famille qui le destinait à la carrière ecclésiastique. Son intelligence, les vastes connaissances
qu'il acquit et les hautes capacités dont il était doué
le firent atteindre promptement aux premières digni-
tés de l'Église. Il remplit des fonctions politiques importantes comme ambassadeur. Il fut nommé abbé de

Luxeuil, puis évêque d'Arras, reçut le chapeau de cardinal sous Louis XI, qui le gratifia du riche évêché d'Alby, et enfin lui confia, en 1473, le commandement d'une armée contre Jean V, comte d'Armagnac.

En route, plus tard, pour aller assiéger Perpignan, le cardinal tomba malade. Il voulut revenir à Paris; mais il fut obligé de s'arrêter dans le diocèse de Bourges, où il mourut le 24 novembre, à l'âge de 61 ans.

« Cette tour a appartenu à la famille Jouffroy jusqu'en 1552, époque à laquelle la ville l'acheta pour la somme de 635 livres. » (CHAPELAIN.)

En face de la place Saint-Martin, on remarque une maison faisant saillie. Le style en est de la renaissance. L'Empereur, lors de sa visite à Luxeuil, en a autorisé la restauration, malgré l'irrégularité de son alignement.

D'autres maisons au millésime du xvie siècle existent encore bien conservées, et témoignent de la domination espagnole dans ce pays.

Ressources.

La ville de Luxeuil possède un collége communal, un petit séminaire, une école primaire, une maison des frères de la Doctrine chrétienne, un établissement des sœurs religieuses pour l'éducation des jeunes personnes; une salle de spectacle, où une troupe d'artistes vient en représentation pendant la saison des eaux ; une télégraphie électrique ayant son siége à l'hôtel de ville, un service postal qui permet de répondre par le retour du courrier.

Les marchés sont fréquents et bien approvisionnés pour les familles qui veulent vivre chez elles.

De bons hôtels, le *Lion-Vert* et le *Lion-d'Or*, des maisons tenant logements et pension ou portant à domicile, offrent aux étrangers de nombreuses ressources et le choix sur la manière de vivre.

Les frais de séjour sont peu élevés et montent de 4 francs à 7 francs par jour.

On trouve des ânes pour les promenades et de bonnes voitures pour les excursions.

L'établissement des Bains étant régi au compte de l'État, les tarifs sont à des prix très-modérés.

TARIF DES BAINS DE LUXEUI

---

	fr.	c.
Bains de cabinet dans les baignoires.	1	05
Bains dans les piscines	»	60
Douches ordinaires, écossaises ; bains de vapeur ou étuve. . . . . . — Pour les dix premières minutes . . .	»	70
— Pour chaque durée supplémentaire sans fraction. . .	»	40
Douches [ascendantes ou irrigations, quelle que soit la durée	»	20
Bains à domicile (linge et transport non compris).	1	»

Les bains de baignoires, les bains de piscines ont droit à un peignoir de bain, un peignoir de sortie, deux serviettes ; tout le linge est chauffé.

	fr.	c.
Chaises à porteur : Pour la première course. . .	»	50
— — Pour la deuxième course. . .	»	25

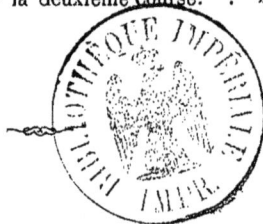

TABLE DES MATIÈRES

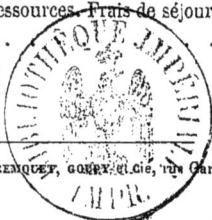

Paris. — Imprimerie de W. REMQUET, GOUPY et Cie, rue Garancière, 5.

CARRIÈRE. — **Les Cures de petit-lait et de raisin,** en Allemagne et en Suisse, dans le traitement des principales maladies chroniques et particulièrement de la phthisie pulmonaire. Paris, 1860, 1 vol. in-8.

4 fr. 50

GENIEYS (D' E.) — **Indicateur médical et topographique d'Amélie-les-Bains** (Pyrénées-Orientales). Paris, 1862. 1 vol. in-18, avec fig. dans le texte. . . . . 1 fr. 50

LEFORT (J.). — **Traité de Chimie hydrologique,** comprenant des notions générales d'hydrologie, l'analyse qualitative et quantitative des eaux douces et des eaux minérales, un appendice concernant la préparation, la purification et l'essai des réactifs, et précédé d'un essai historique et de considérations sur l'analyse des eaux. 1 vol. grand in-8 avec fig. dans le texte. . . . . 8 fr.

ROTUREAU (A.). — **Des principales eaux minérales de l'Europe.** — ALLEMAGNE ET HONGRIE. Paris, 1858, 1 vol. in-8. . . . 7 fr. 50 — FRANCE; ouvrage suivi de la législation sur les Eaux minérales. Paris, 1859, 1 vol. in-8. . . . . 10 fr.

VERDO. — **Précis sur les eaux minérales des Pyrénées** et de toute la région qui se trouve comprise entre l'océan Atlantique et les rives de la Garonne. 2e édition. Paris, 1855, 1 vol. grand in-18 avec une carte.

3 fr. 50

PARIS. — IMP. W. REMQUET, GOUPY ET C. RUE GARANCIÈRE, 5

www.ingramcontent.com/pod-product-compliance
Lightning Source LLC
Chambersburg PA
CBHW060527210326
41519CB00014B/3157